Die Hummel – Lebensgeschichte und Werk

Ausstattung und Herstellung: arsEdition, München
Gestaltung: Eva Wenger
Printed in Germany
ISBN 3-7607-8292-2

Angelika Koller

Die Hummel

Lebensgeschichte und Werk

M. J. Hummel®

arsEdition

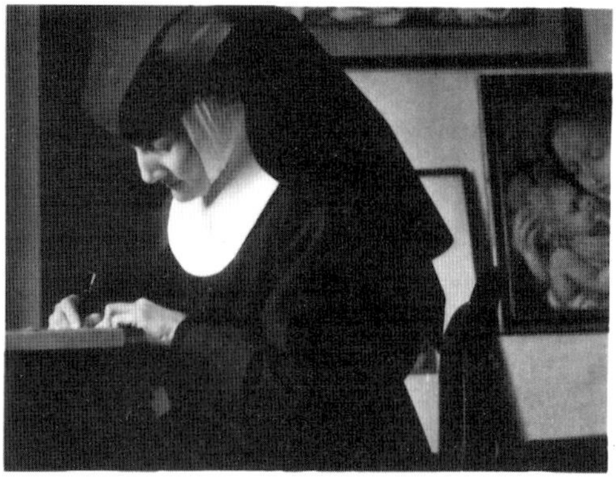

Wenn wir nur ganz das sind,
was wir sein sollen,
das wäre das beste Gebet.

M. Innocentia Hummel

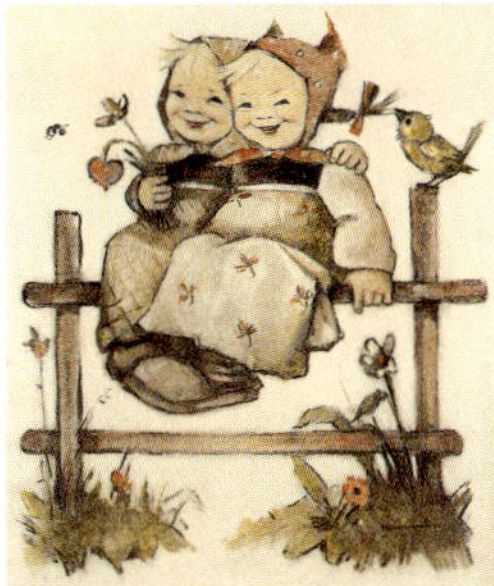

So zwei wie wir zwei
H 308

Eine Klosterfrau, die als Künstlerin in der ganzen Welt bekannt wurde, obwohl ihre Werke von der Kunstkritik lange nicht zur Kenntnis genommen wurden; eine begabte junge Frau, die sich im akademischen Lehrbetrieb der »Kunst-Metropole« München gleichwohl behaupten mußte und auch zu behaupten wußte; ein Mädchen vom Lande, das seine Familie zu Hause vermißte; eine Studentin, deren Talent zu den größten Hoffnungen berechtigte, und die sich nach mit Auszeichnung bestandener Kunstausbildung hinter Klostermauern zurückzog, um dort schließlich den Großteil ihrer schöpferischen und körperlichen Kraft dem Malen »herziger« Bilder mit Kindermotiven zu widmen – kein außergewöhnliches Schicksal und dennoch eine ungewöhnliche Frau, denn all dies, Künstlerin und Ordensschwester, Naturkind und scharfsichtige Beobachterin, war Berta Hummel, die spätere Franziskanerin Maria Innocentia Hummel, mit ganzer Seele.
Wer also war diese Berta Hummel, die Schöpferin der weltbekannten Hummel-Kinder? Eine genauere Betrachtung gewährt überraschende Einblicke in Leben und Werk.

Massing, 1909 bis 1926

Am 21. Mai 1909 wurde Berta Hummel in Massing geboren. Wo liegt Massing? wird mancher vielleicht fragen. In Niederbayern, heute eine Autostunde von München entfernt. Zehn Schritte vor dem »Zaun am Ende der Welt«: zwischen dem »Dörfli«, wo Johanna Spyris Heidi den Geißen-Peter trifft, und St. Petersburg am Mississippi, dem Heimatort Tom Sawyers und Huckleberry Finns. Massing ist eine typisch bayerische Kleinstadt, zugleich ein Ort, wie es ihn überall gibt, wo Kinder frei und unbeschwert im Einklang mit der Natur die ersten Schritte ins Leben gehen dürfen. Unverkennbar hat die Kindheit in dieser Umgebung Berta Hummels Werk beeinflußt.

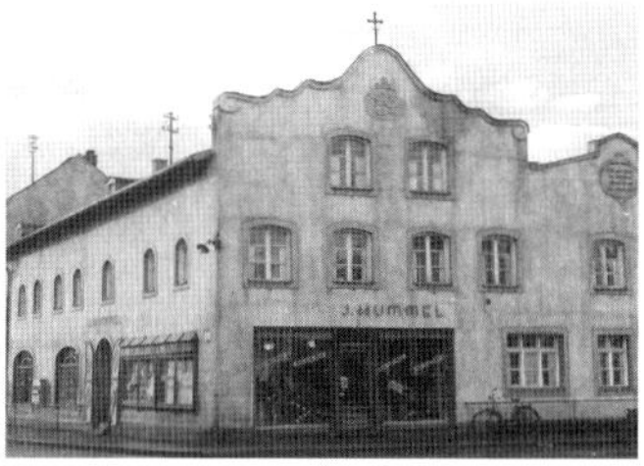

Berta Hummels Elternhaus in Massing

1909 war Massing ein Marktflecken, wo Bauern ihren Handel trieben. Heute ist der Ort wenig größer, besitzt ein Freilichtmuseum mit alten Bauernhöfen, eine Kirche mit Altarbild von M. I. Hummel, ein sehenswertes Berta-Hummel-Museum im Elternhaus, das sich zum Ziel gesetzt hat, Besuchern das Umfeld ihrer Kindheit und Jugend nahezubringen und anhand einer Vielzahl von Jugendwerken das weite Spektrum der Künstlerin und die Stationen ihrer künstlerischen Entwicklung aufzuzeigen; weiterhin eine Straße und eine Volksschule, die nach ihr benannt sind. Man ist stolz auf die berühmteste Tochter der Stadt.

Berta Hummels Vater, Adolf Hummel (1885-1953) war Kaufmann, wirkte einige Jahre als Bürgermeister und befaßte sich mit der Heimat- und Familienkunde. Mutter Viktoria (1885-1983) stammte aus einer alteingesessenen Bauernfamilie. Zur Familie gehörten noch die Geschwister Katharina, Viktoria, Kreszentia, Adolf und Franz Wilhelm. Es war ein richtiges »Hummel-Nest«, wie die Künstlerin eine Zeichnung nannte, mit der sie sich einmal für einen Ferienaufenthalt bedankte. Auch als Erwachsene fand sie Geborgenheit in der Familie.

Früh machte sich Bertas Talent bemerkbar. Kein Fetzchen Papier war vor ihr sicher, weder Zeitungen noch Geschäftsbriefe noch Abrechnungen. Mancher Vater hätte den Schmierfinken zornig übers Knie gelegt. Nicht so Adolf Hummel, der als Junge gern Bildhauer oder Holzschnitzer geworden wäre, aber das väterliche Geschäft übernehmen mußte. Nun förderte er die Tochter nach Kräften. Zu Weihnachten erhielt sie einen Malkasten, über den sie sich besonders freute. Als der Vater im Ersten Weltkrieg an der Front stand, gab es keinen Brief, dem nicht eine Zeichnung Bertas beigefügt gewesen wäre. Später unternahm er mit den Töchtern Berta und Centa Ausflüge, um in der freien Natur zu malen.

Der Ernst des Lebens begann für Berta Hummel am 1. Mai 1915. Sie besuchte nun die Volksschule, deren Lehrerinnen zu den Armen

Schulschwestern gehörten. Im ersten Zeugnis wurde sie als ebenso lebhaftes wie fleißiges, heiteres und feinfühliges Kind gelobt. Ihre Lehrerin erinnerte sich, wie sie für Abwechslung sorgte, indem sie rasch die Wünsche ihrer Schulkameraden erfüllte und beispielsweise eine Blume oder einen buntgefiederten Vogel zeichnete. Jubel brach aus, wenn sich eine Mitschülerin dann in einer Skizze wiedererkannte. Immer öfter bekam sie die Bitte zu hören: »Hummel-Bertl, zeichne mich!« So wurde das Zeichnen zu ihrer eigentlichen Sprache, in der sie sich der Welt mitzuteilen versuchte.

Im Mai 1921 wurde sie im Institut Marienhöhe aufgenommen, einem von Englischen Fräulein geleiteten Mädchenlyzeum in Simbach. Der Pensionspreis betrug zunächst 30 Mark im Monat, was ihre Eltern gut aufbrachten. Im September 1923, auf dem Höhepunkt der Inflation, stieg er bis auf eine Million Mark pro Tag an. Als 1924 der Spuk überstanden war, zahlte man wieder 30 Mark pro Monat.

Auch hier erhielt sie ausgezeichnete Zeugnisse. Neben dem Kunstunterricht interessierte sich Berta besonders für Literatur. Ihre Lektüreeindrücke setzte sie mit jugendlicher Kreativität sogleich in ihr Medium um. So entstand 1925/26 ein Zyklus von Illustrationen zu Friedrich W. Webers »Dreizehnlinden«. Sensibel reagierte Berta auf die lyrischen Szenen und verriet durch die Motivwahl ihre Sehnsucht nach einer ganz anderen Landschaft, nach dem Meer, dem Unbe-

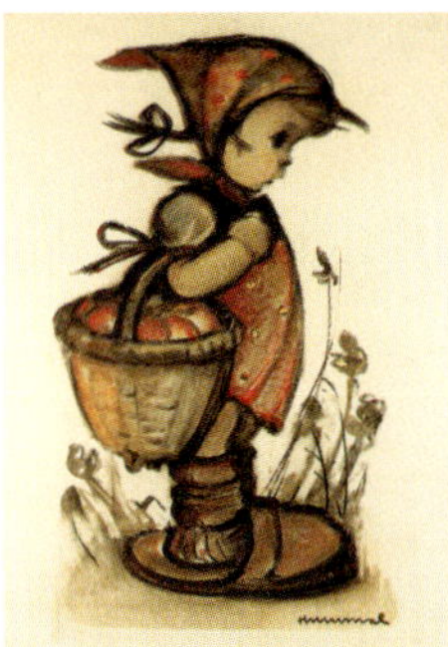

I geb' in d' Stadt
H 303

kannten an sich. Viktoria … Hummel berichtete, daß
ihre Tochter ganze Stun- … den damit zubrachte, die
Berge zu malen. Dann … vollzog sich eine allmäh-
liche Wandlung. Berta … fertigte mehr an als nur
skizzenhafte Porträts der … Mitschüler und kleine
Phantasiestücke. Stolz … registrierten die Eltern
die Fortschritte. So war … es für die Simbacher
Lehrerinnen ein Leich- … tes, die Eltern zu über-
zeugen, daß der richtige … Platz für Berta nach
dem Schulabschluß eine … Kunstschule war, wo sie

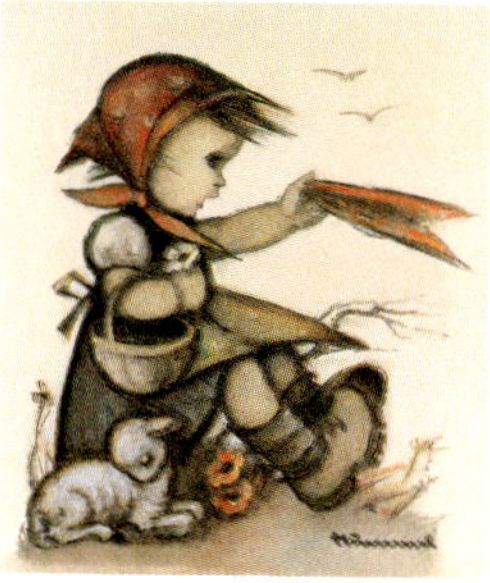

Auf Wiederseh'n!/I
H 310

ihrer künstlerischen Begabung das entsprechende Fundament verleihen konnte.
Wie die Kunsthistorikerin Christiane Vielhaber betont, war es in den zwanziger und dreißiger Jahren keineswegs eine Selbstverständlichkeit, daß ein Mädchen studieren durfte, noch dazu eines vom Land. Die Zahl der Studentinnen sank sogar von 20 000 im Jahr 1926 auf 6000 um 1935; das sogenannte »Puddingabitur« auf einer Hauswirtschaftsschule mußte genügen.
Mit knapp achtzehn Jahren saß Berta Hummel dann im Zug nach München, um sich der Aufnahmeprüfung an der Akademie für Angewandte Kunst zu stellen.

München, 1927 bis 1931

»Mir gefällt es bis jetzt gar nicht in München, fühle mich furchtbar einsam«, klagt Berta Hummel nach sechs Tagen in der Großstadt den Eltern. Doch die Aufnahmeprüfung hatte sie bestanden, bei der man unter anderem von ihr verlangt hatte, einen Prunkstuhl mit darüber drapierter Brokatdecke zu zeichnen und einen Entwurf zum Thema »Geburtstag« zu gestalten. Bald konnte sie sich über die Anerkennung freuen, die sie an der Schule erhielt. Unternehmungslustig steckte sie sich weitere Ziele: eine Studienreise auf Dürers Spuren nach Venedig und Florenz, wo sie die Fresken Fra Angelicos, den sie zeitlebens verehrte, betrachten wollte.
1928/30 entstand das bemerkenswerte Aquarell »Dame in Rot«; kein Selbstbildnis, und doch drückt es die Stimmung der Studienjahre aus. Eine junge Frau wendet dem Betrachter den Rücken zu. Ihr rotes, kniekurzes Kleid leuchtet lebensfroh, sie trägt elegante Schuhe, als wolle sie gleich einen der Modetänze jener Zeit, Tango oder Charleston, aufs Parkett legen. Ihre Frisur, ein Bubikopf, wurde überhaupt erst 1928 modern. Ein typisches Kind jener Zeit, und doch könnte

einem so ein Mädchen heute begegnen. Es verkörpert den Stil des 20. Jahrhunderts. Welche Virtuosität und Sensibilität zeigt sich in der Farbgestaltung, der Linienführung, der Körperhaltung der Dargestellten!

Alles, was München an Kunst zu bieten hatte, gehörte zum Ausbildungsprogramm der Akademie. Man besuchte die Museen, wo die bayerischen Könige Werke von Rubens, Rembrandt, El Greco, Murillo, Altdorfer und Dürer versammelt hatten. Das Stadtbild war geprägt von Malerfürsten wie Lenbach und Franz von Stuck; aber auch von modernen Strömungen wie dem »Blauen Reiter« mit Franz Marc an der Spitze, dem Expressionismus oder dem Deutschen Werkbund. Lehrer und Schüler unternahmen gemeinsame Studienfahrten in die Umgebung, nach Salzburg, Lindau oder Garmisch, um vor Ort das wechselnde Licht in den Bergen oder am Bodensee zu malen.

Mit den anderen Studenten konnte sie das kulturelle Angebot Münchens genießen: Ausstellungen, Theater, Konzerte, Kino. Denn »München leuchtete«, wie Thomas Mann sagte. Nicht nur der Nobelpreisträger lebte dort, auch Erfolgsautoren wie Lion Feuchtwanger, der in Deutschland und den USA Millionenauflagen erzielte. Dieser schrieb 1930 in seinem Roman »Erfolg«, die Stadt »mit den Seen und Bergen ihrer Umgebung, mit ihren ansehnlichen Sammlungen, ihrer lichten, gemütlichen Architektur, mit ihrem Fasching und ihren Festen« sei »die schönste Stadt des Reiches«. Was wollte eine Kunststudentin mehr? Dabei verbummelte sie keineswegs ihre Zeit. Professoren wie Mitstudenten bescheinigten ihr ausnahmslos ebenso viel Talent wie Studieneifer, ob es um Aquarell- oder Ölmalerei, um Textilcollagen, Tierbilder, Landschaften oder Stilleben ging. Karikaturen waren ihre Stärke: heimlich zeichnete sie ihren Lehrer Maximilian Dasio (1865-1954) im Unterricht und fertigte einen

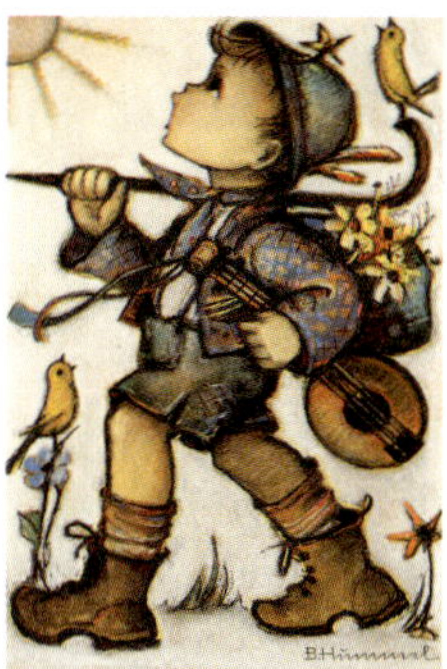

Wem Gott will rechte Gunst erweisen H 218

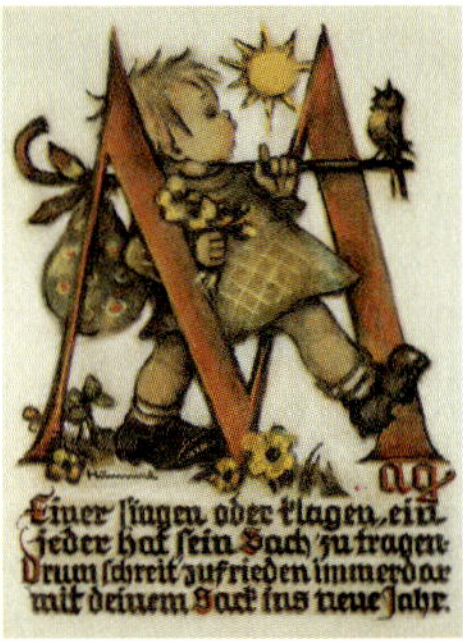
Einer singen oder klagen, ein
jeder hat sein Sach zu tragen.
Drum schreit zufrieden immerdar
mit deinem Sack ins neue Jahr.

Mag einer singen oder klagen H 495

Holzschnitt an, der auf Umwegen an den Professor geriet. Er war so angetan, daß er Berta Hummel aufforderte, ihn zu malen. Sie besuchte Dasio in seinem Atelier, wo er ihr Zeitung lesend und Zigarre rauchend Modell stand. Seine Zufriedenheit drückte er in einer weiteren Einladung aus: »Wann's wieder Lust ham, kommen's nur wieder, bin allwei do.« Keine noch so gute Note – und sie sammelte »Einser« – konnte besser ausdrücken, wieviel der Lehrer von ihr hielt.

Auch mit anderen Professoren verstand sie sich ausgezeichnet. In Else Brauneis, Professorin für Aquarellmalerei, fand sie eine mütterlich-verständnisvolle Begleiterin. Else Brauneis unterhielt mit den meisten ihrer Schülerinnen freundschaftliche Beziehungen. Für Berta Hummel hegte sie große Zuneigung, fand sie überaus intelligent und talentiert, doch entstand keine nähere Beziehung. Berta Hummels Stundenplan ließ ihr keine Zeit. Meist diskutierten Professorin und Studentin über fachliche Themen.

Otto Hufnagel, ein Mitstudent, erinnerte sich: »Sie machte wegen ihrer ausgezeichneten Skizzentechnik rasch großen Eindruck auf ihre Mitstudenten und Professoren. Sie war ruhig, sehr hübsch, und meiner Meinung nach etwas verwirrt von dem Gesellschaftsleben, das die Schule so mit sich brachte. Das mochte zurückzuführen sein auf ihre Herkunft aus einer Kleinstadt und all die Jahre, die sie auf strengen kirchlichen Schulen verbracht hatte; zugleich war sie klug, besaß einen phantastischen Humor und einen schnellen Witz, der aufblitzte, wenn man es am wenigsten erwartete.«

Nach acht Semestern absolvierte Berta Hummel die Lehramtsprüfung, bei der sie in so verschiedenartigen Fächern wie Projektions- und Figurenzeichnen, Farbskizzen nach der Natur, Stillehre und Kunstgeschichte ihr Können unter Beweis stellen mußte. Sie erhielt die Note 1, wieder einmal. Nun hätte sie Zeichenlehrerin an einer Volksschule, sämtlichen Typen von Mädchenschulen oder Lehrerinnen-Seminaren werden können, hätte eine Stelle als Designerin in einem Kunstbetrieb suchen oder als freiberufliche Malerin in München, Florenz oder Venedig leben können. Stattdessen trat sie in ein Kloster ein.

Sießen, 1931 bis 1946

Ein Ordenseintritt mutet die meisten Menschen heutzutage beinahe exotisch an. Man kennt es aus früheren Jahrhunderten, daß höhere Töchter und arme Adelige, aber auch einfache Mädchen aus dem Volk, die weder eine Mitgift, eine Aussicht auf einen Ehemann noch sonst eine soziale Absicherung oder Existenzmöglichkeit hatten, sich der Obhut eines Klosters anvertrauten. Und doch stammte bereits der Gründer des Franziskanerordens, Franz von Assisi (1181-1226), aus einer Kaufmannsfamilie und hätte ebenso gut eine weltliche Karriere einschlagen können, statt als junger Mann dem Ruf Christi zu folgen. Berta Hummel begegnete in München zwei Franziskanerinnen aus Sießen: Schwester M. Laura und Schwester M. Kostka wohnten mit ihr im Maria-Theresien-Heim in der Blumenstraße und studierten ebenfalls an der Akademie für Angewandte Kunst. Für Berta Hummel war es keine Frage, daß sie als Künstlerin leben wollte. Doch fühlte sie zunehmend das Bedürfnis, ihren Glauben mit der Kunst zu vereinbaren. Die Begegnung mit Schwester M. Laura und Schwester M. Kostka wurde zu einem wichtigen Faktor für ihren Entschluß, einem Konvent beizutreten. Sie gaben ihr ein lebendiges Beispiel, daß man nach einem Klostereintritt nicht auf alles verzichten mußte, was einem lieb und teuer war. Wie Franz von Assisi dichtete und sang, so malten die Ordensfrauen und unterrichteten in Schulen. Betrachtet man dazu Berta Hummel als Kind ihrer Zeit und Heimat, so findet man folgendes: sie war in der Nachbarschaft des Marienwall-

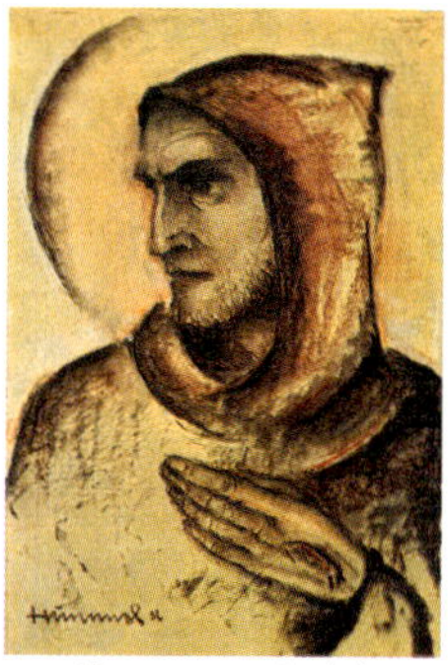

Franz von Assisi
H 670

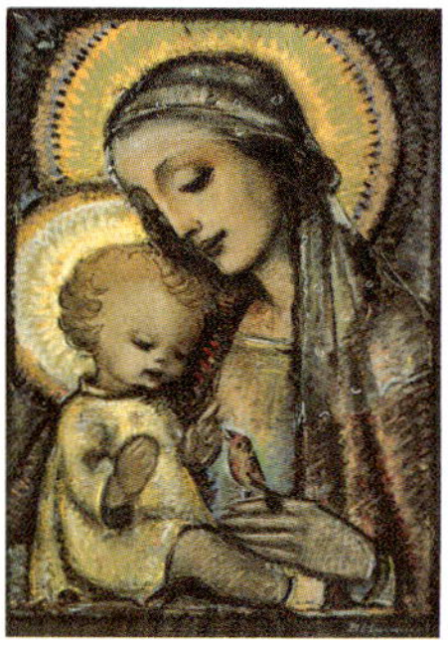

Jungfrau Mutter
H 538

fahrtsortes Altötting aufgewachsen, d. h. in der Region, wo »Bayern am katholischsten ist«. Konrad von Altötting, Bernadette Soubirous und Thomas Morus waren wegen der Heiligsprechungsprozesse das Gesprächsthema, Therese Neumann in Konnersreuth, seit 1926 stigmatisiert, wurde von vielen verehrt.

Nicht nur die Kirche pflegte den Heiligenkult. Gertrud von Le Fort hatte mit dem Roman »Die Letzte am Schafott«, der Geschichte einer Nonne in der Französischen Revolution, Erfolg; Marc Chagall malte Bibelillustrationen. Gab es 1926 in Deutschland 559 Männerklöster mit 10 458 Mitgliedern und 6619 Frauenklöster mit 73 880 Mitgliedern, die in Krankenhäusern, Schulen und im hauswirtschaftlichen Bereich tätig waren. Mönche und Nonnen konnten einem in allen Bereichen des Lebens begegnen und genossen den Respekt ihrer Umwelt. Mehrere Verwandte Berta Hummels gehörten Ordensgemeinschaften an.

So gesehen, tat Berta Hummel keinen ungewöhnlichen Schritt. Eltern und Schwestern waren stolz auf sie, nur die Brüder rieten ab. Sie wurden von Berta selbst durch Scherze wie diese, sie finde ja doch keinen Ehemann, der ihr überlegen sei, und sie sei eine so schlechte Wirtschafterin, daß das Kloster für sie sorgen müsse, zum Schweigen gebracht.

Nachdem sie am 14. August 1930 ein Gesuch um Aufnahme ins Kloster Sießen gestellt hatte, schloß sie ihr Studium ab, gönnte sich fünf Wochen Erholung und trat am 22. April 1931 als Kandidatin in den Konvent ein. Rasch erkannte sie, daß sich das Klosterleben in Wirklichkeit etwas anders gestaltete als sie es sich vorgestellt hatte. Alles war neu, ungewohnt, fremd. Doch sie ließ sich nicht entmutigen. Am 22. August 1933 fand die Einkleidung statt, bei der sie den Klosternamen Maria Innocentia annahm. 1934 legte sie Profeß ab und versprach, für immer in Armut, Keuschheit und Gehorsam zu leben. Der Kunstkritiker Franz Thym urteilt: »Wenn der Schein der alten

Photographien nicht trügt, muß Berta Hummel eine recht glückliche Ordensschwester gewesen sein.«

Kloster Sießen, nahe dem württembergischen Saulgau gelegen und im Jahr 1259 von Ritter Steinmar von Strahlegg gegründet, beherbergte 550 Jahre lang Dominikanerinnen, ehe es – nach einer durch die Säkularisierung 1803 bedingten fünfzigjährigen Unterbrechung – 1860 an die Franziskanerinnen ging. Die Kirche und etliche Innenräume wurden im frühen 18. Jahrhundert von den Brüdern Dominikus und Johann Baptist Zimmermann erbaut und ausgestaltet. Neben Landwirtschaft, Hostienbäckerei, Krankenhaus, Kinderheim und Schulen gehörte eine Paramentenwerkstatt zu den Arbeitsstätten der Nonnen. In diesem Atelier fertigte man Meßgewänder, Altartücher, Fahnen und anderes an. Als das Trio Berta, M. Laura und M. Kostka aus München eintraf, setzte die Leiterin Eligia Huber große Hoffnungen darauf, daß sie eine neue Ära der Textilkunst einleiten würden. Man begann, die Arbeiten wieder bei Nr. 1 zu zählen und schob alles bisherige als Kitsch beiseite. Ein Priester bedankte sich in der Folge besonders bei Schwester Innocentia. Er freute sich, daß sein neues, modernes Meßgewand die liturgische Würde wahrte, obwohl es keines der herkömmlichen Symbole trug.

Außer in der Paramentenwerkstatt arbeitete Berta einen Tag pro Woche als Zeichenlehrerin an der Saulgauer St. Anna-Schule, entwarf aber auch Bilder, die Verwendung als Kommunionandenken, Heiligenbildchen, Oster- und Weihnachtskarten fanden. 1933 wurde der Vertrag mit dem Verlag Ars Sacra in München abgeschlossen. 1934 folgte die Verbindung mit der W. Goebel Porzellanfabrik in Oeslau bei Coburg. 1935 erhielt Berta Hummel die Erlaubnis, für zwei Jahre ein Aufbaustudium in München zu absolvieren, um sich für alle künstlerischen Anforderungen fortzubilden, die an sie heran-

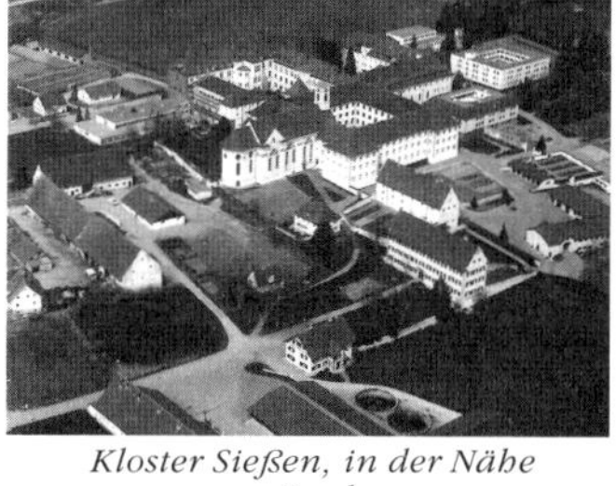

Kloster Sießen, in der Nähe von Saulgau

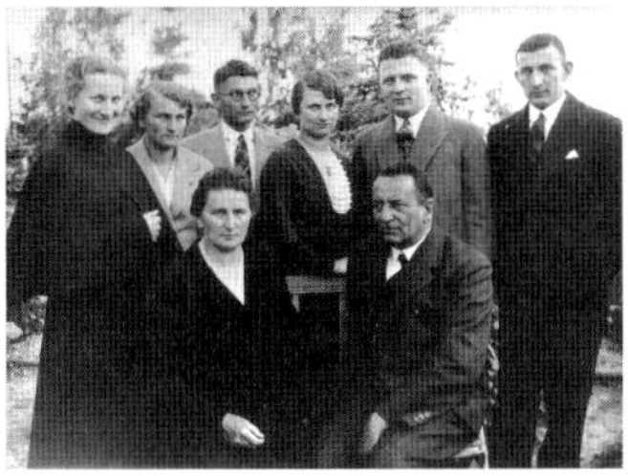

Berta Hummel mit Familie, am 4. Juni 1933

getragen wurden. Das Abgangszeugnis vom 24. April 1937 bestätigt erneut ihre künstlerische Befähigung. Dieses Zeugnis ist insofern bemerkenswert, als die »Hummel-Postkarten« zum damaligen Zeitpunkt bereits bei der NS-Regierung Mißfallen erregt hatten. Vor ihrer Machtergreifung hatten sich die Nationalsozialisten einen »kirchenfreundlichen Schafspelz« umgehängt, von dem sich viele täuschen ließen. Als sie dann an der Macht war ließ die NS-Regierung die Maske fallen. Unter dem Stichwort »Entkonfessionalisierung« sollten die Kirchen aus dem öffentlichen Leben verdrängt und vor allem das Erziehungswesen zum Staatsmonopol gemacht werden. Der totalitäre und somit inhumane Anspruch der Diktatur, der sich jedoch dahinter verbarg, kommt deutlich zum Ausdruck im Motto der Hitlerjugend: »Wer auf die Fahne des Führers schwört, hat nichts mehr, was ihm selber gehört.« – nicht einmal mehr sich selbst oder den Glauben an Gott.

1935 wurden rund 700 unerwünschte Priester verhaftet und viele kirchliche Bildungsstätten geschlossen, darunter auch das private Lehrerinnenseminar von Sießen. 1937, als Papst Pius XI. die vom Münchner Kardinal Faulhaber formulierte Enzyklika »Mit brennender Sorge« von den Kanzeln verlesen ließ, reagierte die Regierung mit weiteren Maßnahmen. Auch Sießen war davon betroffen. Die ordenseigenen Schulen wurden geschlossen; zur selben Zeit wurden die Schwestern aus dem staatlichen Schuldienst entlassen. Sie erhielten Unterrichtsverbot, womit auch ihre Existenzgrundlage beschnitten wurde. Gleichzeitig wurden die Steuern erhöht. 1940 beschlagnahmten die Nationalsozialisten die Klostergebäude, um eine Unterkunft für 1200 rumäniendeutsche Flüchtlinge einzurichten. 250 Nonnen mußten das Kloster verlassen.

Berta Hummel suchte Zuflucht im Elternhaus, kehrte jedoch wenige Wochen später wieder nach Sießen zurück. Sie hatte durch ihre Bilder und Publikationen von Anfang an zum Unterhalt des Konvents beigetragen und gehörte nun zu den vierzig Nonnen, die ausharrten und unermüdlich arbeiteten, allen Repressalien zum Trotz. Ihr Herzenswunsch lautete damals: »Wenn nur bald Frieden wäre, – wenn wir auch wieder ganz von vorne anfangen müßten.« Trotz allem bezeichnete sie sich als »restlos glücklich« (9. Juni 1944); sie hatte im Kloster die Erfüllung ihres Lebenssinnes gefunden.

Berta Hummel war wohl schon immer von zarter Gesundheit gewesen. Als Studentin hatte sie die langen Kunstprüfungen als »körperlich sehr anstrengend« empfunden. Im Kloster Sießen achtete man darauf, daß sie sich nicht überanstrengte. Die physischen Entbehrungen und psychischen Schrecken der Kriegsjahre waren jedoch zuviel.

Im August 1944 erkrankte Berta Hummel an Rippenfellentzündung. Sie verbrachte den Winter im Sanatorium Wilhelmsstift in Isny/Allgäu und kehrte im April 1945 auf eigenen Wunsch scheinbar erholt nach Sießen zurück, doch bereits im Juli erkrankte sie erneut schwer, so daß sie Mitte September 1945 ins Krankensanatorium nach Wangen/Allgäu verlegt werden mußte. Die Diagnose lautete nun auf Lungentuberkulose. Die Menschen ihrer Umgebung versuchten zu helfen, wo es ging. Der Ars-Sacra-Verleger bemühte sich, für Schwester M. I. Hummel einen Kuraufenthalt in der Schweiz zu beschaffen, und ein amerikanischer Major hätte für den Transport sogar ein Sanitätsflugzeug bereitgestellt, doch angesichts des schlechten Zustands der Patientin rieten die Ärzte ab.

In Wangen/Allgäu erholte sich Berta Hummel bis zum Frühjahr 1946 so weit, daß sie wieder malen konnte, so daß bis Juni einige kleinere Arbeiten entstanden, die nach ihrem Tod im Stuttgarter Fink-Verlag unter dem Titel »Letztes Schenken« veröffentlicht wurden. Anfang September 1946 kehrte sie in bedenklichem Zustand nach Sießen zurück. Die Ärzte wußten, daß keine Hoffnung mehr bestand. Ende Oktober folgte eine große Schwäche. Am 6. November 1946 schließlich starb Berta Hummel im Kloster im Beisein ihrer Mitschwestern und ihrer Mutter.

Die Hummel – Ihr Werk

Kurz vor ihrem Tod schrieb Berta Hummel einmal, sie sei nur »das Pinsele«, das auf den Meister warte, damit seine Hand es führe und Freude schaffe oder wegwerfe. Sie betrachtete sich als Instrument, beanspruchte keinen Ruhm und setzte so eine Tradition der dienenden Kunst fort, wie sie seit dem Mittelalter bestand, den Gegentyp zum modernen Genie, das die Person des Künstlers über das Werk stellt. Wie sehr »die Hummel« als Person hinter ihrem Werk zurücktrat, verdeutlicht eine Klosteranekdote: Besucher des Klosters Sießens wurden freundlich und sachkundig von einer Schwester durch die Hummel-Ausstellung geleitet. Sie ahnten nicht, daß die Künstlerin selbst es war, die sie führte.

Berühmt wurde Berta Hummel durch die Hummelkinder, für die sie Begeisterung beim Publikum, doch Kritik aus Kunstkreisen erntete. So meinte selbst der Regensburger Bischof und Kunstkenner Michael Buchberger nach dem Erscheinen des Stuttgarter Hummel-Buches 1934, sie brauche »... eine große und ernste Aufgabe, um an derselben geistig, seelisch und künstlerisch zu wachsen«.

Solch eine Herausforderung war eine Darstellung der Passion. 1934 äußerte sich Berta Hummel zurückhaltend, sie habe wohl vor, eines Tages einen Kreuzweg zu malen, fühlte sich aber noch nicht genügend vorbereitet. Während ihres zweiten Münchner Studienaufenthaltes begann sie einen Kreuzweg-Zyklus, der inzwischen als ein Schlüsselwerk und als ihr bedeutendster Beitrag zur sakralen Kunst gilt. In sich völlig konsequent, gehen die Bilder keinerlei Konzessionen mit dem Publikumsgeschmack ein. Lange ruhten sie im Sießener Archiv, bis man in den letzten Jahren ihren Wert erkannte. Berta Hummels Gesamtwerk besteht aus etwa 600 Bildern und Zeichnungen aus der Kindheit, Jugend- und Studienzeit sowie aus 500 bis 700 Arbeiten aus der Klosterzeit. Die Originale befinden sich teils in Fami-

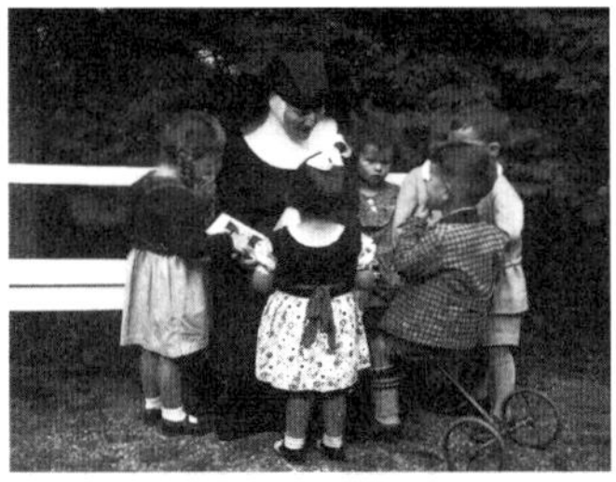

Schwester M. Innocentia mit Kindern im Klostergarten

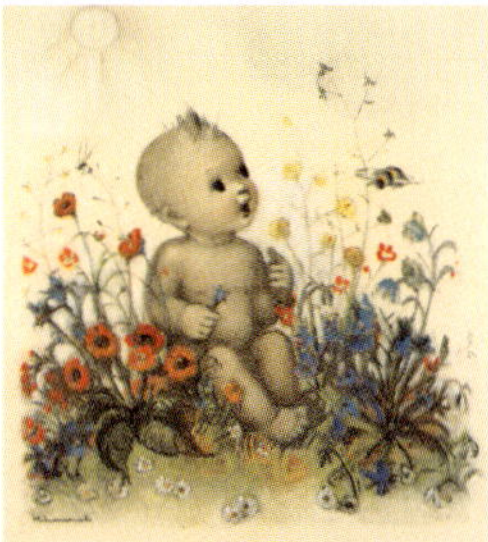

Vom Himmel gefallen
H 107

lien- oder Privatbesitz, teils in Sießen. Dort existiert auch ein von der Künstlerin begonnenes und von Schwester Laura fortgeführtes Werkregister.
Eine grobe Datierung der Werke ist möglich anhand der Signatur: frühe Werke tragen den Namen »Bertl Hummel«, »B. Hummel« oder »B. H.«; nach der Namensänderung im Kloster findet sich der Schriftzug »M. I. Hummel« oder auch nur »Hummel«. Betrachtet man aber ihre Bilder genau, dann fliegt dort als »zweite Signatur« immer wieder ihr Wappentier, die fleißige Hummel, hindurch.
Das Gesamtwerk wurde mitunter in drei Gruppen eingeteilt: 1. Landschaften, Porträts und sonstige weltliche Motive, 2. religiöse Werke, und 3. Hummel-Kinder. Diese Dreiteilung folgt äußeren Kritierien. Denn Kinder mit dem typischen Hummel-Gesicht blicken uns auch von religiösen Werken an; viele Hummel-Bilder der Kinderserien sind echte Porträts oder aus diesen weiterentwickelt. Hummel-Kinder leben nicht im »luftleeren Raum«, sondern es finden sich häufig Elemente alpenländischer Landschaft in Hintergrund und Kleidung. Zu ihrem Leben gehört das religiöse Brauchtum, und sie repräsentieren durch ihre Hinwendung zu Mensch, Tier und Pflanze das franziskanische Ideal der Gotteskindschaft.
Zu denken wäre daher einmal an eine andere Einteilung des Werkes in freie bzw. dienende Kunst. Was schuf die Künstlerin von sich aus, was entstand unter dem Einfluß anderer? Frei gestaltete Kunstwerke realisierte sie wohl am ehesten in der Kindheit und Jugend. Das meiste, was während der Münchener Studienjahre entstand, entsprach dem Programm des akademischen Lehrplans. Was sie als Nonne hervorbrachte, folgt häufig den Anforderungen der Klosterwerkstatt, der Verlage, der Porzellanmanufaktur. Mitunter mag sie sich mehr Freiheit ersehnt haben. Manchmal stöhnte sie, sie sei doch gar nicht so fromm und müsse nun fromme Bilder malen. Gelegentlich mochte sie sich durch die Ordenstracht auch beengt fühlen. Bei einem Besuch in Fribourg war

sie begeistert von den altertümlichen Gäßchen und Winkeln, doch für eine Nonne hätte es sich nicht geschickt, im Freien zu malen. Derartige gelegentlichen Momente des Bedauerns bedeuten indes nicht, daß sie Arbeiten vorzog, die sie von sich aus anfing. Zweifelsohne hatte sie ihre Freude an den Kinderbildern.

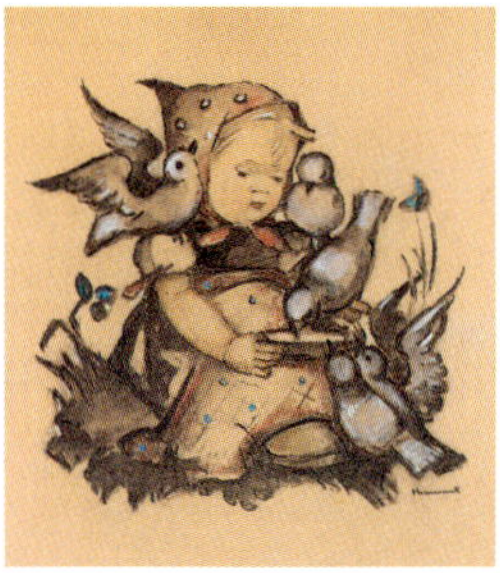

Aschenbrödel
H 154

Wenn Berta Hummel Zugeständnisse an ihre Auftraggeber machte, so betrafen diese die Themen, die Auswahl und Anzahl der Motive, das Format; nie jedoch die Qualität. Zu Beginn der Zusammenarbeit mit Ars Sacra schickte sie dem Verlag zunächst großformatige Originale in unterschiedlichem Format, was die Produktion von Druckvorlagen ebenso erschwerte wie den Postversand. Man einigte sich daher darauf, daß von den großformatigen Entwürfen zunächst nur Fotoabzüge an den Verlag geschickt wurden, worauf die ausgewählten Motive von Schwester M. I. Hummel dann farbig ausgeführt wurden. Der Verlag benötigte im Jahr etwa vierzig neue Motive, vor allem weltliche, nur wenige religiöse. Unter den weltlichen Motiven wiederholten sich notgedrungen die Gegebenheiten: die Künstlerin mußte in jedem Jahr neue Glückwunschkarten für Weihnachten, Neujahr und Ostern zeichnen.
Wie gründlich sie über die Gestaltung ihrer Werke reflektierte, mag ein Einblick in die Korrespondenz mit dem Kunstprofessor Kurz während der Entstehung der Rathsmannsdorfer Schutzmantelmadonna geben: »Ich habe mich redlich bemüht, auf Ihre Anregungen und Wünsche einzugehen. (...) ich, von meinem Standpunkt aus, möchte gerne von den Engelfiguren absehen, und zwar einerseits, um der Gefahr der Verniedlichung zu entgehen und vor allem, um den Bildgedanken und die Komposition auf das Wesentliche zu beschränken. Aus diesem Grunde lehne ich auch die vielen Figuren ab. Es entsteht dabei zu leicht eine Summierung von Personen, was meistens keine Steigerung bedeutet.« (7. 8. 1940).

Berta Hummel war in erster Linie Malerin, nicht Druckerin oder Bildhauerin, befaßte sich aber intensiv mit der Reproduktion ihrer Werke. Die Firma Goebel arbeitete lange an der Optimierung des Herstellungsprozesses der Hummel-Figuren. Gewöhnlich zerlegte man zunächst ein Modell durch gerade Schnitte in Einzelteile, um Gußformen danach zu bauen. Verschoben sich beim Zusammensetzen der Figuren die Teile, und saß dann ein Bubenkopf zu schräg am Körper, war der ganze Ausdruck des Originals entstellt. Also konstruierte man neue Werkzeuge und entwickelte neue Schnittechniken, bis die Figuren dem hohen künstlerischen und technischen Qualitätsanspruch standhielten. Beim Verlag Ars Sacra beklagte die Künstlerin zeitweise die im Verhältnis zu den gedämpften Originaltönen zu grelle Farbgebung der Reproduktionen. Nach mehreren Versuchen mit der damals neuen, aber noch nicht völlig ausgereiften Offsetdrucktechnik entschied sich der Verlag, ihre Bilder wieder im Buchdruckverfahren herauszugeben.

Hummel-Bücher

In einer Auflage von 5000 Exemplaren erschien 1934 im Stuttgarter Fink-Verlag das »Hummel-Buch« mit Gedichten der Wienerin Margarete Seemann. Die Autorin sollte für den bei Ars Sacra geplanten Band ebenfalls die Texte verfassen, erkrankte aber schwer, so daß der Münchner Schriftsteller Joseph Bernhart die Aufgabe übernahm.

Nach der Devise »Gut Ding will Weile haben« ließ sich Ars Sacra Zeit. Der geplante Band sollte einige Höhepunkte ihres Schaffens vereinigen. Die Verlegerin Maximiliane Müller besuchte die Künstlerin des öfteren, um mit ihr gemeinsam an dem Buch zu arbeiten. Der Textdichter beeinflußte die Konzeption, indem er den Titel »Hui, die Hummel« formulierte und darauf bestand, reli-

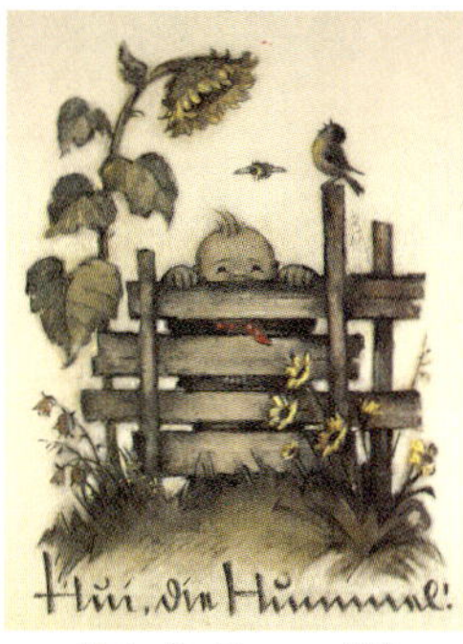

Hui, die Hummel!/II
H 153

gióse Motive nicht mit aufzunehmen, damit das Buch kein »Zwitter« würde und die Kritiker nicht auf die Idee kämen, es seien zu wenig weltliche Bilder vorhanden.

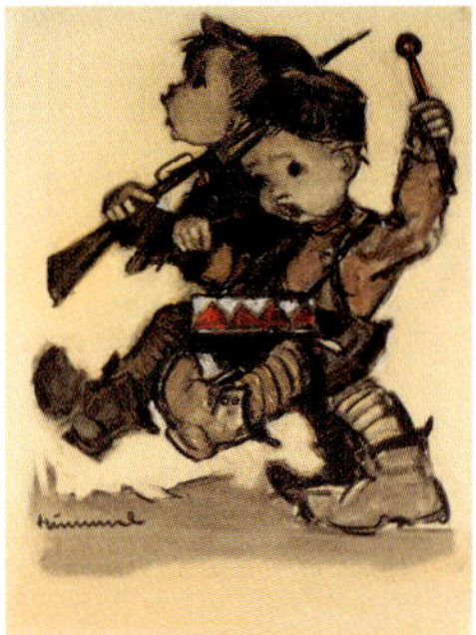

Lieb' Vaterland, magst ruhig sein! H 655

Zunehmend beeinträchtigte die politische Lage die Verbreitung der Werke Berta Hummels: die Nationalsozialisten fühlten sich von ihren Engeln und Kindern provoziert, die der totalitären Ideologie widerstrebten. Das Blatt »Der SA-Mann« warf ihr 1937 vor, sie verunglimpfe mit den »wasserköpfigen und klumpfüßigen Wichten« die Staatsjugend. Die Zeitschrift »Hochland« sprach gar von »Häresie«. Bei den Wortattacken blieb es nicht. Die Zensurmaßnahmen begannen mit einer Anweisung an die Geschäfte, keine Engel mehr auszustellen. Dann wurde die Papierzuteilung verknappt, schließlich die Auslieferung von Hummel-Werken innerhalb Großdeutschlands untersagt. Ins Ausland durfte man liefern – die Diktatur brauchte dringend Devisen. Mehrfach kam es zu Hausdurchsuchungen bei Ars Sacra. Bücher verschiedener Autoren wurden beschlagnahmt und verbrannt.
Josef Müller, Gründer des Verlags Ars Sacra, war 1935 gestorben. Die Witwe Maximiliane Müller und ihr Schwiegersohn Herbert Dubler setzten sein Werk fort. Dubler setzte sich gegen den »Anti-Hummel-Wind« entschieden für die Künstlerin ein. »Wenn ich etwas herausgebe«, versprach er, »halte ich meine Haut dafür hin, wenn es sein muß.« Folglich erschien »Hui, die Hummel« noch 1939. Schon 1940 bat John O. Riedl, Professor an der Marquette University in Milwaukee, um die Übersetzungsrechte für die USA. Infolge des zunehmenden Krieges kam es jedoch nicht zu weiteren Verhandlungen darüber.

Die Hummelfiguren

Im Advent 1934 war Franz Goebel, Mitinhaber der W. Goebel Porzellanfabrik in Oeslau bei Coburg, nach München gefahren, um Kundenkontakte zu pflegen, und hatte dabei Postkarten mit Hummel-Motiven entdeckt. Der Liebe auf den ersten Blick folgten 1935 Verträge mit der Künstlerin. Die Bildhauer Reinhold Unger (1880-1974) und Arthur Möller (1886-1972) setzten ihre ganze Sorgfalt daran, um aus den zweidimensionalen Vorlagen dreidimensionale Modelle für die späteren Hummel-Figuren zu entwickeln. Bereits 1935 präsentierte man auf der Leipziger Messe die erste Kollektion, die sogleich auch Liebhaber aus den USA fand, wo gerade die Filmkarriere des Kinderstars Shirley Temple begann.

Als Schwester M. I. Hummel 1936 die Goebel-Werke besuchte, wurde sie enthusiastisch von den Arbeitern gefeiert; verdankte man ihr doch einen nicht unerheblichen Aufschwung, den der Krieg zwar unterbrach, aber nicht beendete. Schon die ersten GIs, die nach Deutschland kamen, tauschten Zigaretten und Konserven gegen Hummelfiguren. Heute besitzt nicht nur Betty Ford, einstige First Lady, eine Vitrine voller Hummelfiguren. Ronald Reagan bekam bei einem Bonn-Besuch das Sängerquartett als Geschenk.

Inzwischen gibt es einen Club für passionierte Sammler, mehrere Museen, darunter das Museum in New Braunfels, Texas, das die weltgrößte Kollektion von Originalbildern der Künstlerin beherbergt, und den Hummel-Saal in Sießen, sowie jährlich stattfindende Festivals. Dem »Internationalen M. I. Hummel-Club«, 1977 in Nordamerika als »Goebel Collectors Club« gegründet, gehören mittlerweile in den USA ca. 200 000 Mitglieder und in Europa mehr als 60 000 Mitglieder an. Jährlich treffen sich jeweils in einem anderen Staat in den USA über 30 000 Menschen zu einem Festival. Hier werden Hummel-Figuren verkauft und getauscht, und beim »Look-Alike«-Wettbewerb werden die Kinder prämiert, die am meisten einer Hummel-Figur gleichen.

Jeder zweite deutsche Haushalt besitzt heute eine Hummel-Figur, obwohl der Preis heute je nach Größe zwischen 160 und 20 000 Mark liegt. Von mehreren hundert Millio-

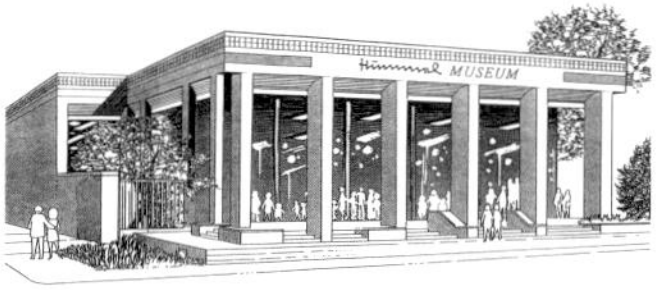

Das Hummel-Museum in New Braunfels, Texas

nen Mark Umsatz der W. Goebel-Porzellanfabrik werden die Gehälter von fast 2000 Mitarbeitern bezahlt, und mehrstellige Lizenzsummen fließen den Missionsstationen und karitativen Einrichtungen der Franziskanerinnen zu.

Die Hummel-Kinder und die Kunstkritik

Man kann angesichts der genannten Fakten und Zahlen die Hummel-Kinder als ein erstaunliches Phänomen ansehen, als Kleindenkmäler des zwanzigsten Jahrhunderts, die von ihrem Platz in der Kultur- und Sozialgeschichte nicht mehr zu verdrängen sind. Man kann wie die frühen Kunstkritiker »Kitsch« rufen. Doch was heißt »Kitsch«?
Kitsch ist etwas, das zu lieb, zu süßlich, zu niedlich ist angesichts der Welt, etwas, das allerorten auftaucht, zur Gewohnheit wird, so daß man nicht mehr hinsieht. Picassos »Kind mit Taube«, unzählige Male reproduziert, wäre es so gesehen ein Fall von Kitsch?
Manches, was aus Berta Hummels Werkstatt stammt, verdient dieses Urteil. Kein Künstler ist immer auf der eigentlichen Höhe seines Könnens, besonders nicht, wenn die Termine drängen. Anderes wird heute neu eingeschätzt und der Volkskunst zugeordnet die man inzwischen höher bewertet.
Es wäre fragwürdig, die künstlerischen Ausdrucksformen von Postkartenentwürfen und anderen Hummel-Bildern mit Gemälden Kokoschkas oder Max Ernsts zu vergleichen, dazu sind sie zu verschieden. Doch sollte es zu denken geben, daß alle drei Künstler die Nationalsozialisten zum Verbot reizten. Unter diesem Aspekt ergeben sich Vergleichskriterien: Die »entartete Kunst« enthält immer eine humanistische Komponente, verlangt nach Freiheit, erinnert an den Wert der Gefühle, Grenzen und an die Würde des Menschen. Auch in der

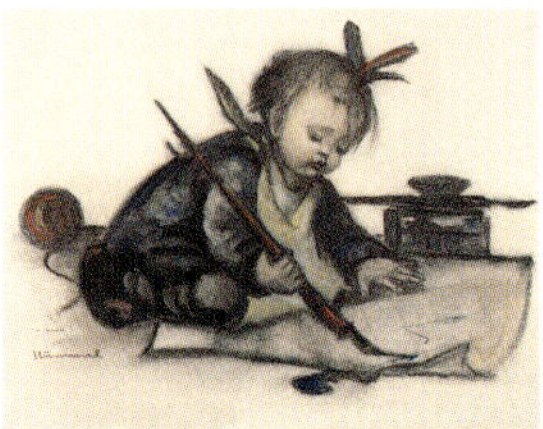

Ein lieber Gruss !
H 622

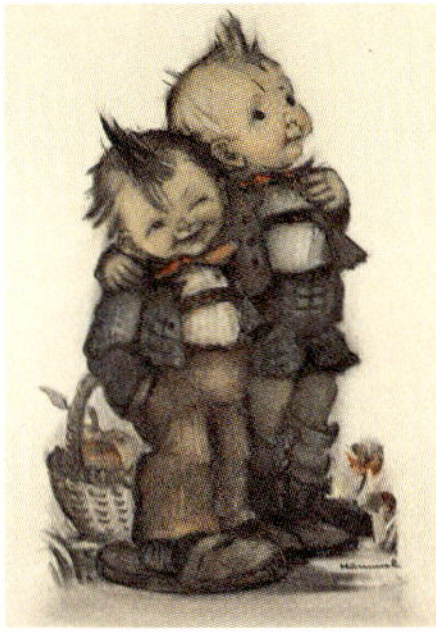

Max und Moritz
H 352

Volks- und Gebrauchskunst finden sich Werke, die die Botschaft von der Würde und Freiheit des Menschen ausstrahlen. Nicht wenige von Berta Hummels Kinderbildern gehören dazu. Hummel-Kinder entsprechen keineswegs alle dem Typ »süßlich und nett«. Viele sind süß und zart, zerbrechlich und verträumt, andere frech und robust, sympathische Bengel, die ihren eigenen Kopf haben. Man betrachte einmal die Ein- bis Achtjährigen im Schwimmbad oder beim Kindergartenausflug, da findet sich die ganze Palette dieser Individualität.

Berta Hummels Farben sind mitunter dem Pastelltopf entnommen, oft komponiert sie aber sehr bewußt Bilder aus Herbsttönen oder nimmt Farben, die zum Nachdenken über die Vergänglichkeit der Kindheit und Schutzbedürftigkeit der Kinder anregen.

In sehr vielen Bildern zeigt uns Berta Hummel Kinder, wie sie dem Leben abgeschaut sind. In zahlreichen Bildern bezaubert sie uns mit märchenhaften Gestalten. Kinder symbolisieren bei ihr Ideale wie eh und je in der Kinderdarstellung: Lebensfreude, Unschuld, Liebe. In manchen Bildern hält sie den Erwachsenen einen Spiegel vor, und wir begegnen humorvoll-kritischen Karikaturen.

So sei denn abschließend das Urteil des Kunsthistorikers Ulrich Gertz über Berta Hummels Kinderbilder zitiert, der einfühlsam die Eigenart dieser Werke erkennt: »Der Schlüssel zu der breiten Wirkung der Künstlerin ist die Universalität des Kindes und des freien Geistes, den wir alle als Kinder hatten, der tief in unserem Inneren verborgen ist. Schwester Maria Innocentias Umgang mit Farben, Gefühlen und Gesten ist durchaus klassisch. Wenn wir ihre Arbeiten hundert Jahre lang in einen Tresor einschließen würden und ihn dann öffneten, so wären ihre Bilder immer noch so stark und wertvoll wie heute.«

Wer dieses Buch besitzt, muß ja nicht hundert Jahre warten. Wer bis jetzt die Bilder noch nicht beachtete, darf ihnen nun seine ganze Aufmerksamkeit zuwenden.

Was gibt es Schöneres, als Mitmenschen erfreuen zu können

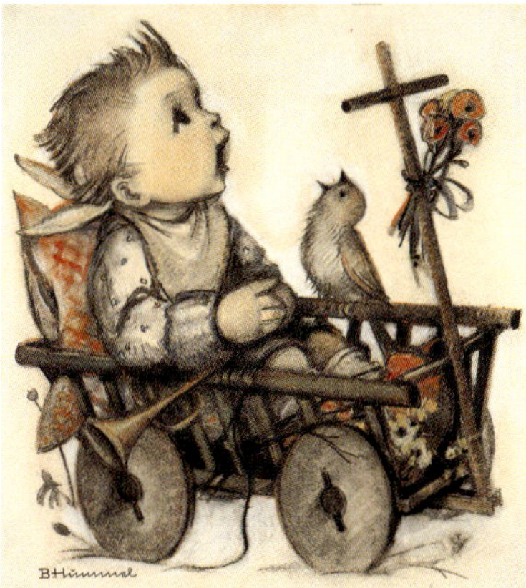

Frühe Bilder für Ars Sacra
1933 bis 1934

Als Zeichenlehrerin in Saulgau belohnte Berta Hummel ihre Schüler mit Fleißbildchen. Die Besitzer werden sich heute noch an den frühen Drucken erfreuen, die im Verlag Ver Sacrum in Rottenburg erschienen. Als klar wurde, daß nur ein größerer Verlag dem Werk der Künstlerin die verdiente Breitenwirkung verschaffen konnte, riet ihr ein Pater dazu, ihre Kompositionen in den Verlag Ars Sacra zu geben. Am 8. März 1933 schickte Schwester Eligia Stadler drei Abzüge von Bildern Berta Hummels an den Verlag. Der Verleger Josef Müller erkannte die Qualität der Bilder und sicherte sich die Rechte.
Das Kapitel enthält einige dieser frühen Hummel-Bilder.
Noch überwiegen Einzelfiguren in gedeckten Farben, bei denen man kaum Kind und Engel unterscheiden kann. Manche Bilder erinnern an Scherenschnitte oder wirken wie von einem unsichtbaren Rahmen umgeben, in dem die Figur mit aufgerichtetem Oberkörper wie ein Püppchen oder eine Bücherstütze sitzt. Aber viel Typisches findet sich, etwa Ansichten im Profil, differenzierte Gestik, paarweise Komposition von Bildern: Bub und Mädchen, Kind und Engel stehen sich wie Spiegelbilder gegenüber. Wichtige Motive tauchen bereits auf: ländliche Kleidung und zerzauste Frisur, Vögel als Begleiter, der staunende Blick, Musikfreude, Reiselust und Arbeitseifer. Diese Kinder sind ebenso schutzbedürftig wie bereit, selber etwas zu verschenken.

Sei mir gegrüßt, du lieber Mai,
Mit Laub und Blüten mancherlei!

Wilhelm Busch

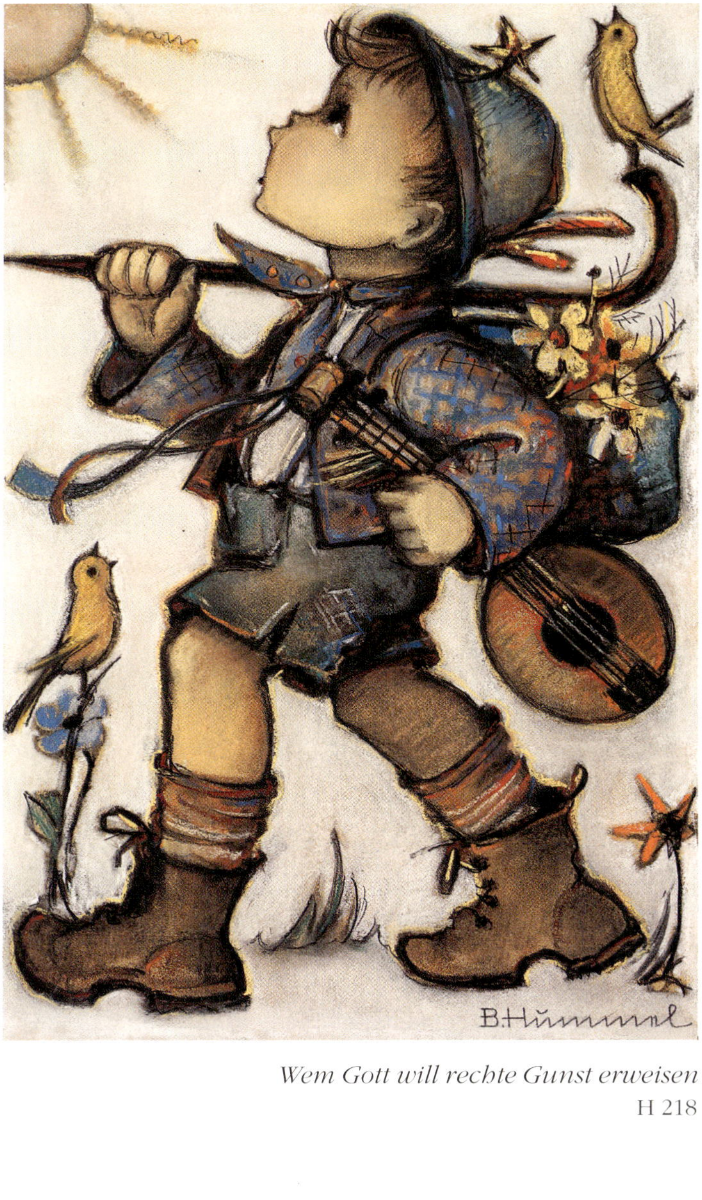

Wem Gott will rechte Gunst erweisen
H 218

Wenn ich nur ein Vöglein wäre,
Ach wie wollt ich lustig fliegen,
Alle Vögel weit besiegen ...

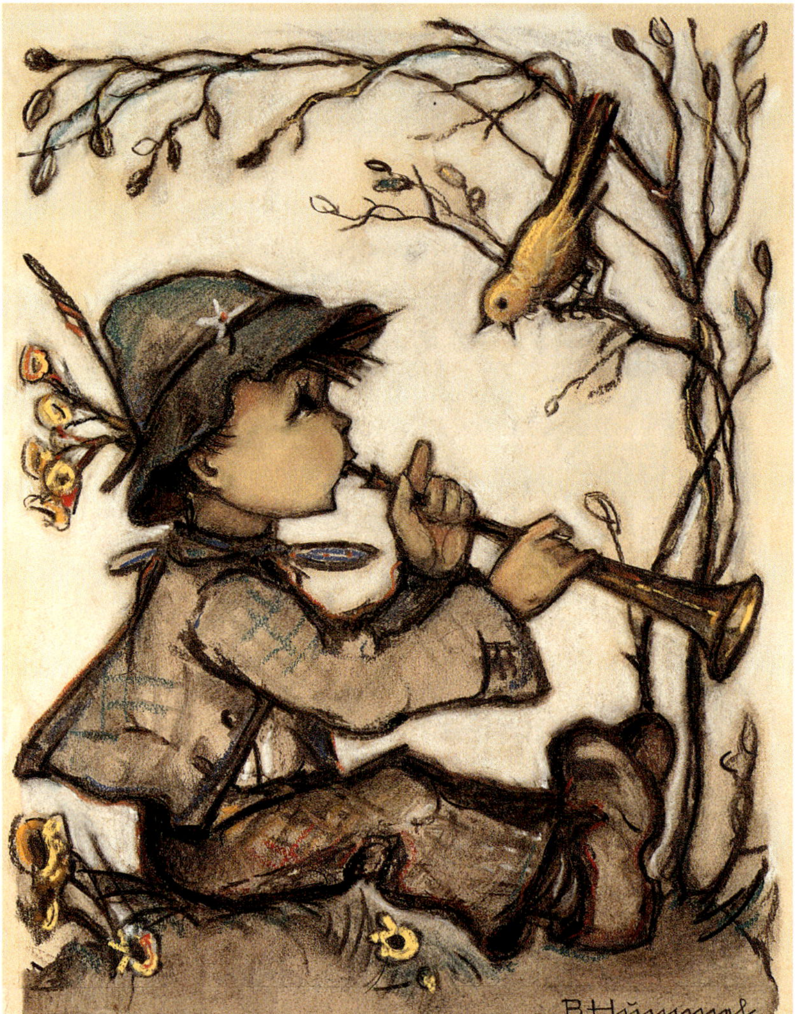

Kommt a Vogerl geflogen
H 305

... Wenn ich so ein Vogel bin,
Darf ich alles, alles haschen,
Und die höchsten Kirschen naschen!

Friedrich Schlegel

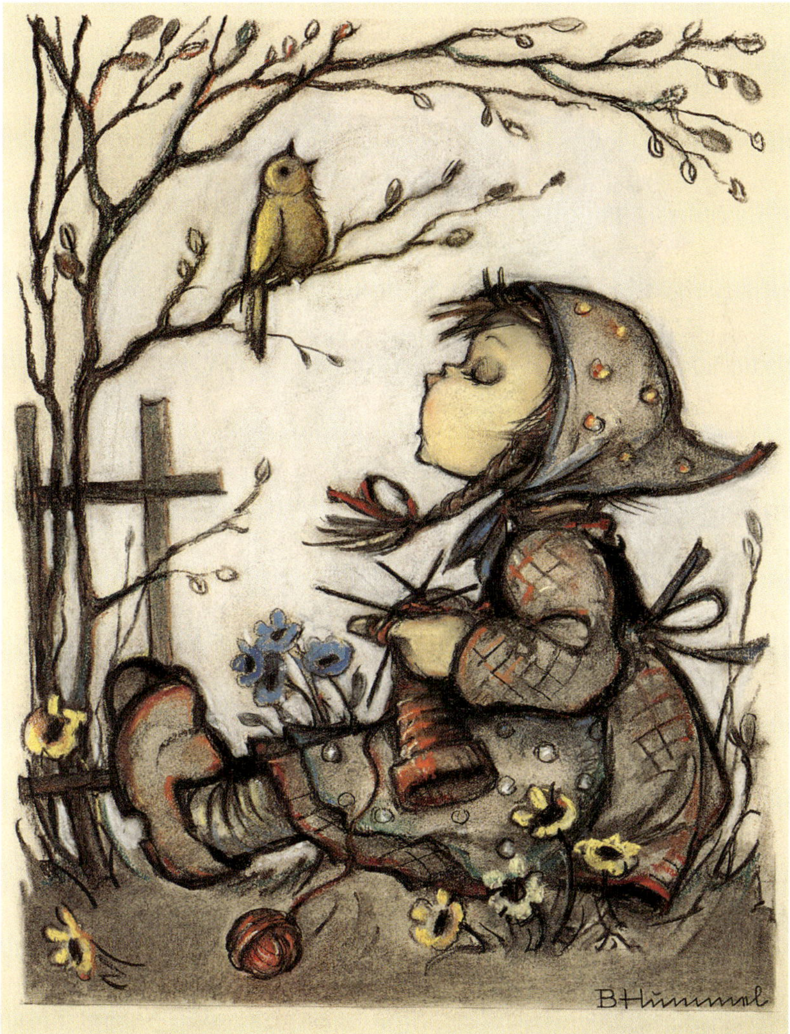

Ist mir alles eins
H 306

In meiner Kinderstube
Wird mir die Zeit so lang,
Bald werd ich armer Bube
Vor Ungeduld noch krank!

Christian Adolf Overbeck

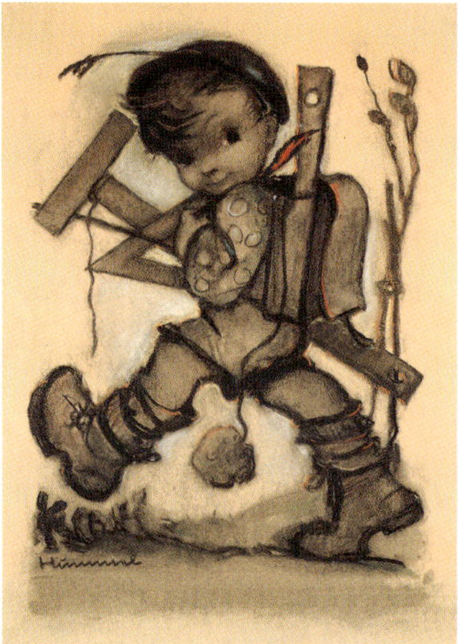

Schulausreisser
H 262

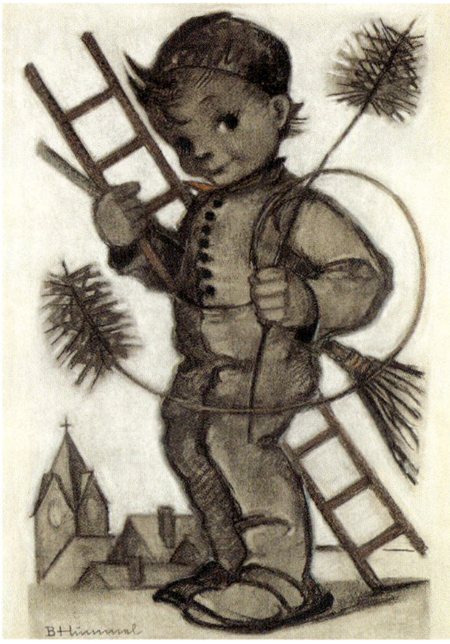

Ich bring dir Glück
H 261

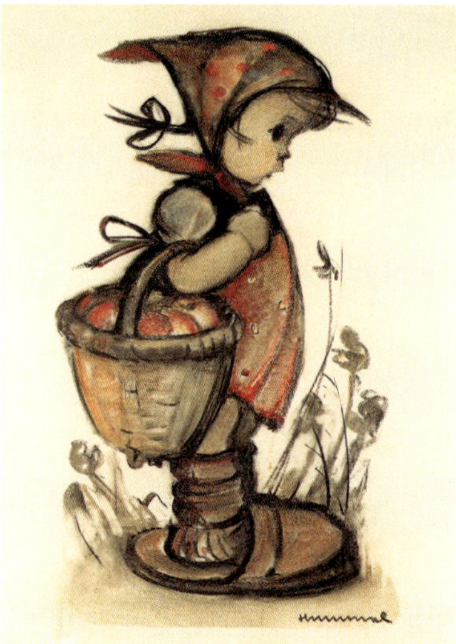

I geh in d' Stadt
H 303

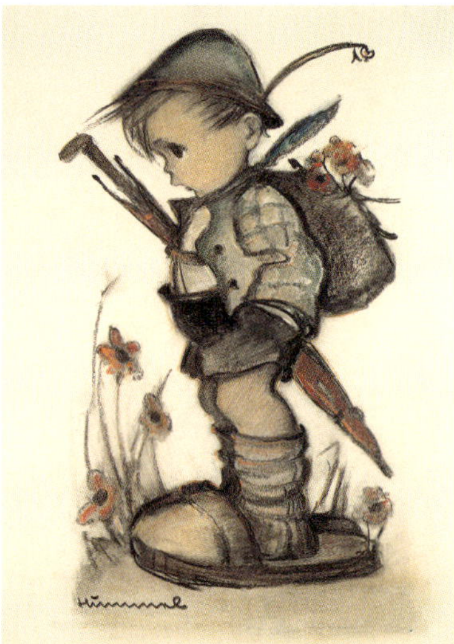

Glück auf!
H 304

Wie's nun ist auf Erden,
also sollt's nicht sein.
Laßt uns besser werden;
gleich wird's besser sein.

Christian Adolf Overbeck

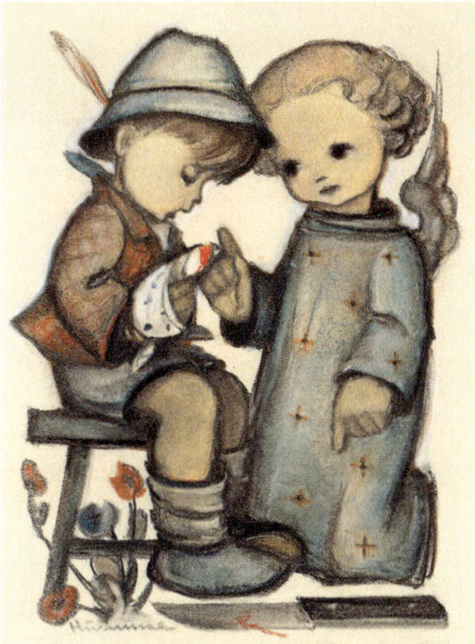

Hansel, merk dir das
H 660

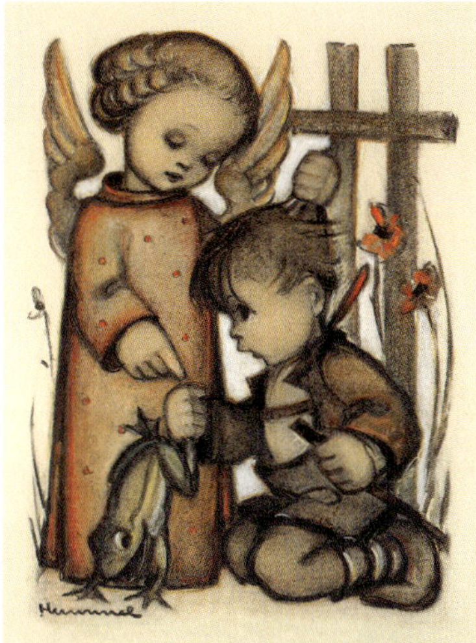

Quäle nie ein Tier zum Scherz
H 166

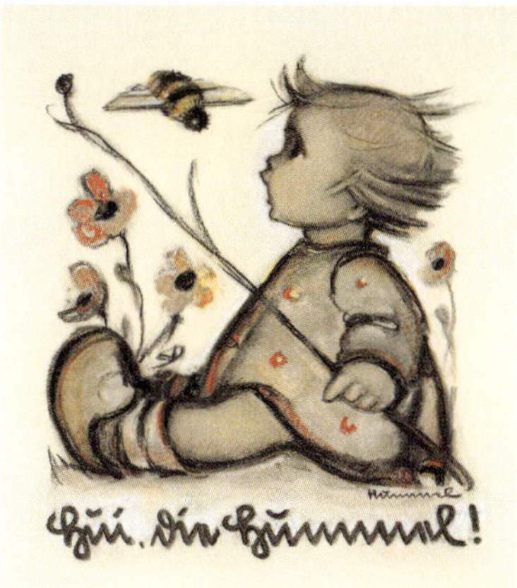

Hui, die Hummel!/I
H 110

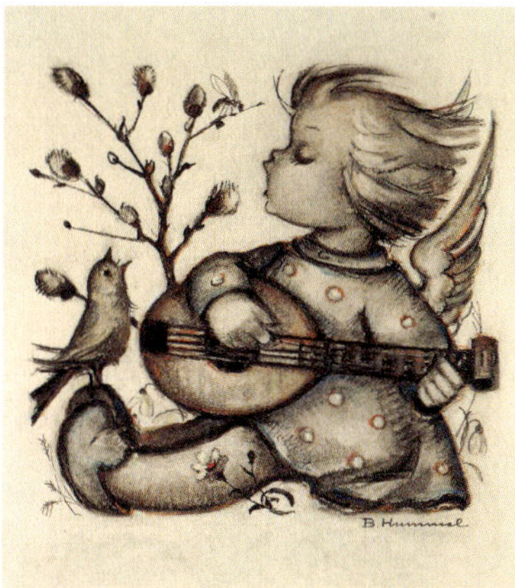

Alleluja
H 385

Duftet, Blümchen, duftet süß!
Werd, o Flur, ein Paradies! ...

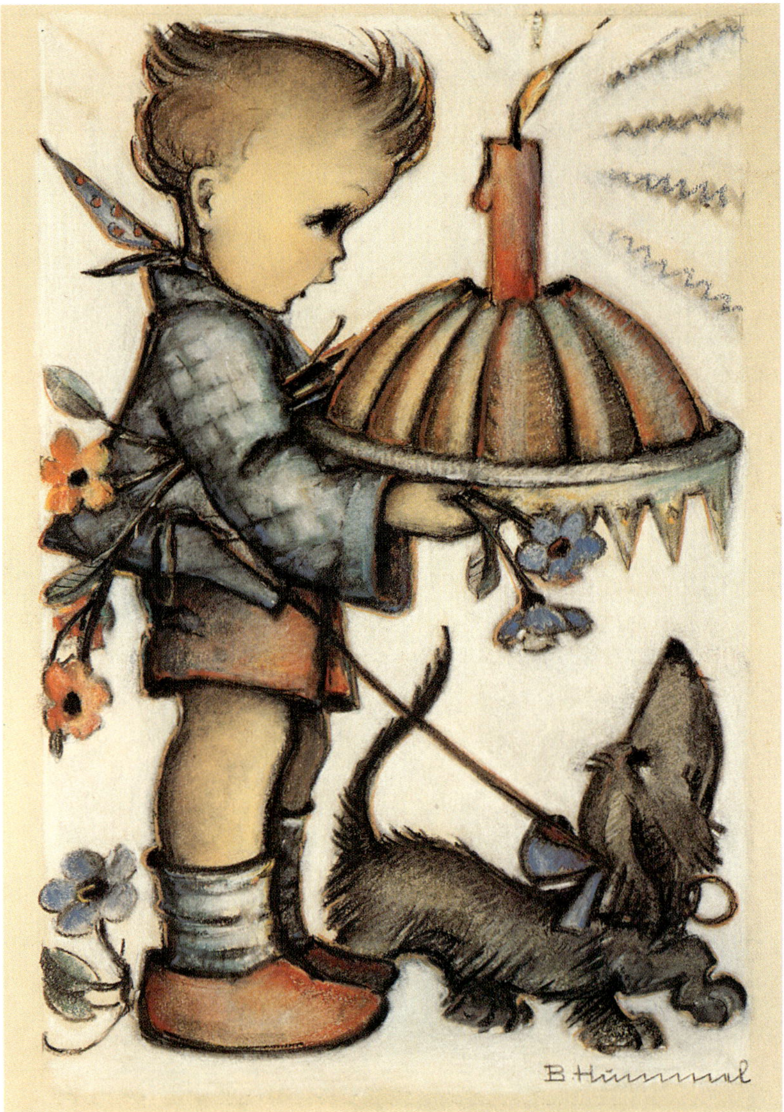

Und viele, viele Jahre noch!
H 355

…Überall, wo Engel gehen,
Muß ein Paradies entstehen.

Johann Martin Miller

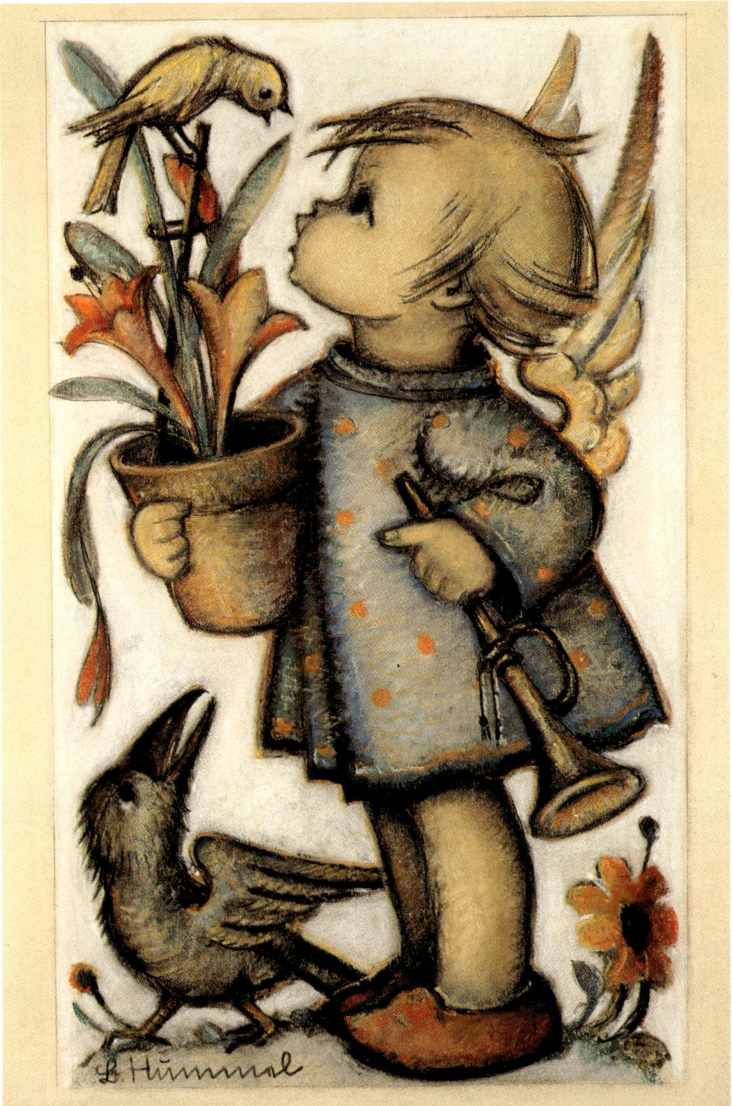

Ich gratuliere/I
H 454

Ihr Städter habt viel schönes Ding,
Kredit und Geld und goldnen Ring,
Doch Eiche, Erle, Weid und Ficht,
So gut wird's euch nun einmal nicht!
Das hat Natur nach ihrer Art
uns Bauersleuten aufgespart.

Matthias Claudius

Das waren schöne Tage daheim

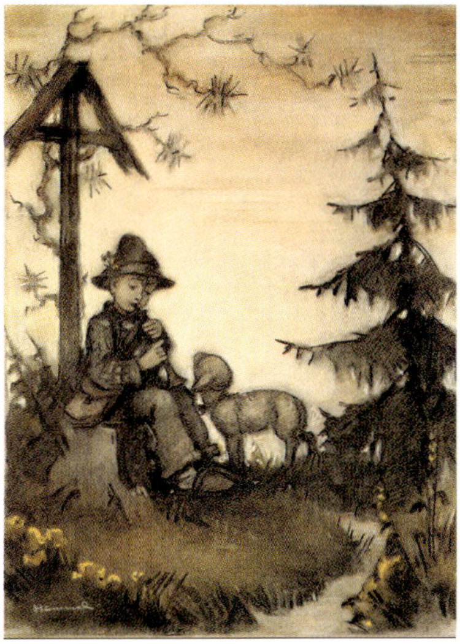

Leben auf dem Land

Nachdem Berta Hummel 1942 einige Urlaubstage in Massing verbracht hatte, schrieb sie ihrer Familie: »Das waren schöne Tage daheim! Herzliches Vergelt's Gott für alle Liebe und Güte.« Aus der Ferienerfahrung und den Erinnerungen an ihre Kindheit in Massing entstanden Bilder von Kindern im ländlichen Alltag.

Das Leben auf dem Land wird bestimmt durch Naturerfahrung, Familie und Schulgang. Figurenreiche Kompositionen zeigen das Kind als soziales Wesen im Kreis von Eltern, Großeltern, Geschwistern und Schulgefährten.

Auf dem Land bewegt sich das Kind in freier Natur, die dem Stadtkind nicht gewährt ist. Umgang mit der Natur bedeutet zugleich auch Übernahme von Verantwortung: es gehört auf dem Lande zu den Selbstverständlichkeiten, daß Kinder mithelfen und sich um die Tiere kümmern.

Berta Hummel stellt hier soziale Wirklichkeit dar; dennoch sieht ihre Wirklichkeit ganz anders aus als bei Heinrich Zille oder Käthe Kollwitz, auf deren Bildern Kinder aus den Arbeitervierteln der Großstädte zu sehen sind. Kollwitz- und Zille-Kinder sind Symbole der verratenen Unschuld. Hummel-Kinder erfahren die Liebe geduldiger Eltern und Großeltern und strahlen darum selbst Liebesfähigkeit aus. Sie verkörpern das Ideal franziskanischer Kindlichkeit, das sich nicht nur auf Menschen, sondern auch auf Tiere bezieht. Wie Franz von Assisi den Vögeln predigte, spielt der kleine Hirte auf der Flöte für sein Lamm.

Der Mensch soll nicht Allerwelts Kind,
der Mensch soll das Kind seiner Heimat sein.
Und dort soll er zu Hause sein.

Knut Hamsun

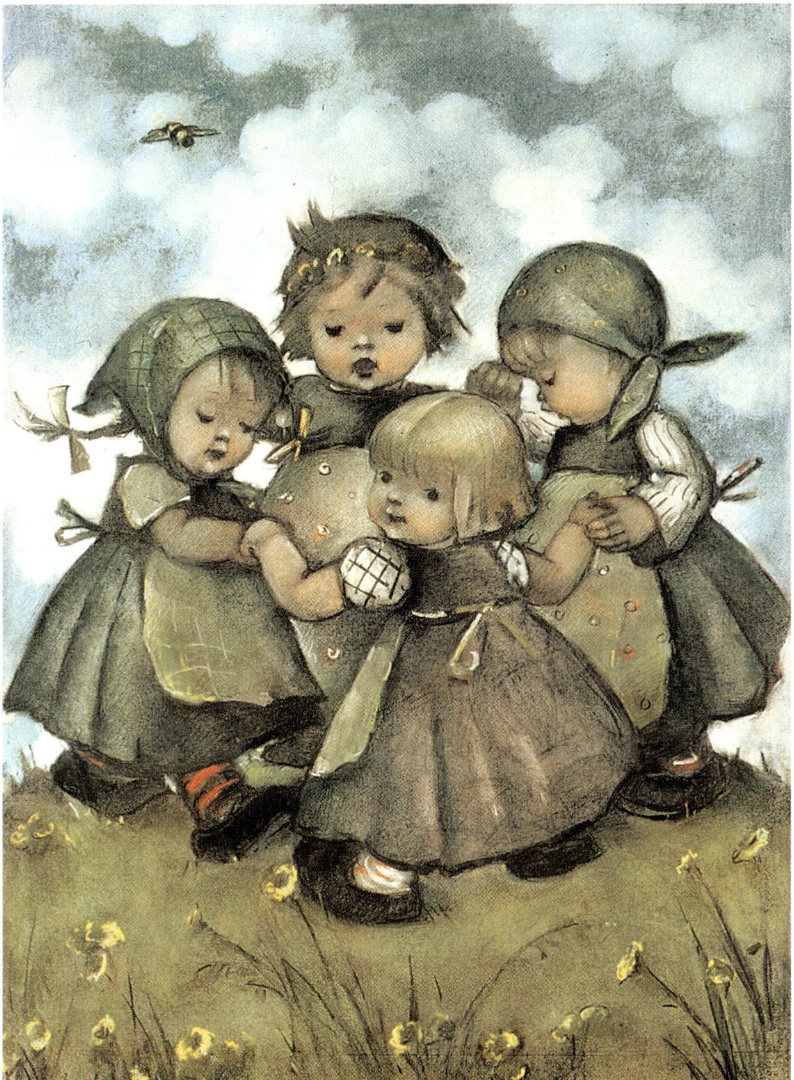

Ringelreihen
H 204

*Kinder und Uhren
dürfen nicht beständig aufgezogen werden.
Man muß sie auch gehen lassen.*

Jean Paul

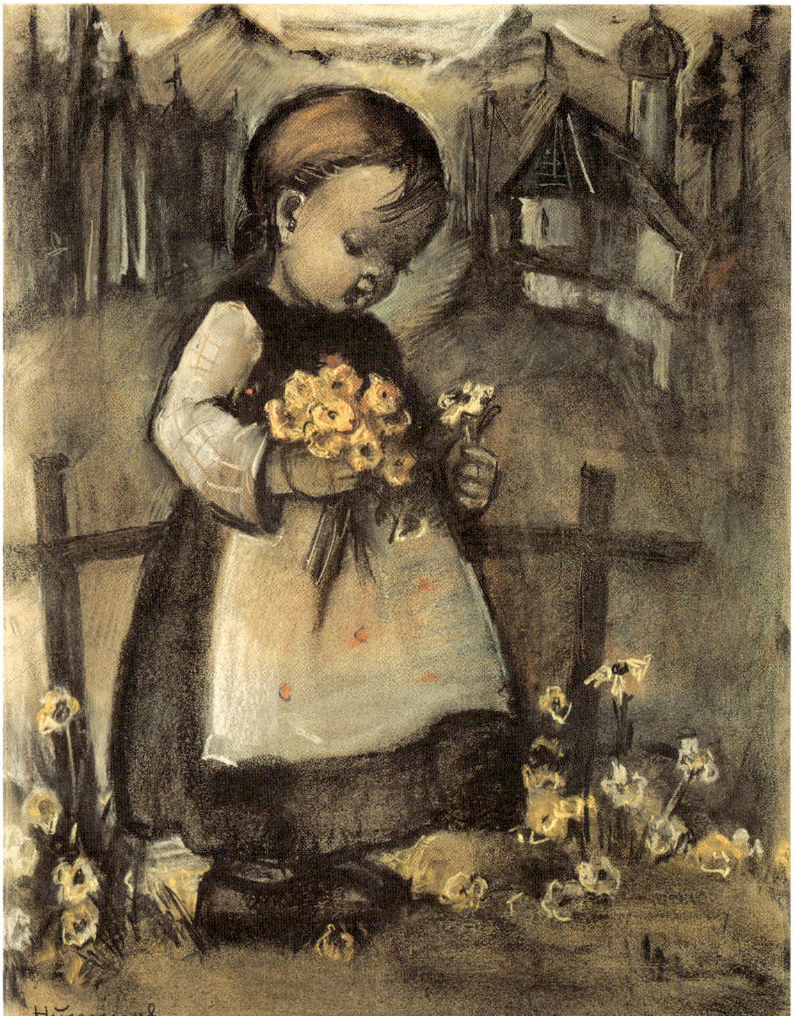

Der Festtags-Strauss
H 381

Die Liebe ist die Schöpferin und Meisterin aller Dinge.

Ernst Moritz Arndt

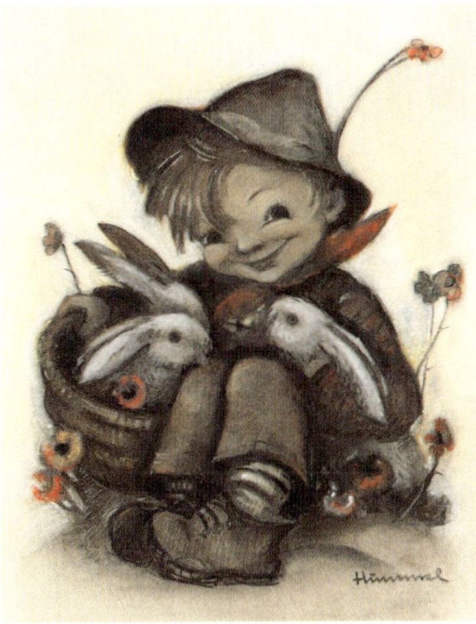

Wir sitzen so fröhlich beisammen H 372

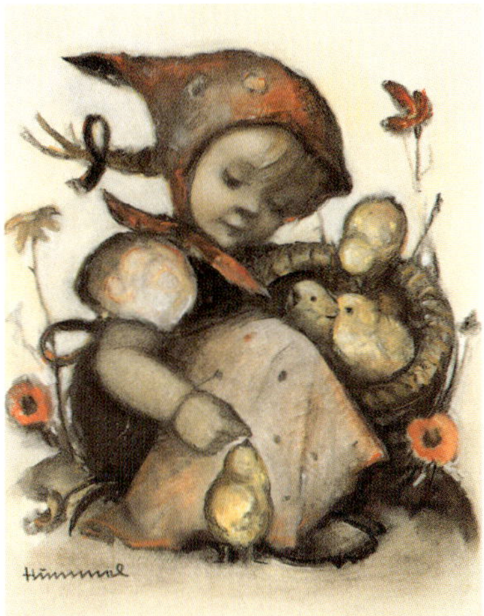

... und haben einander so lieb H 371

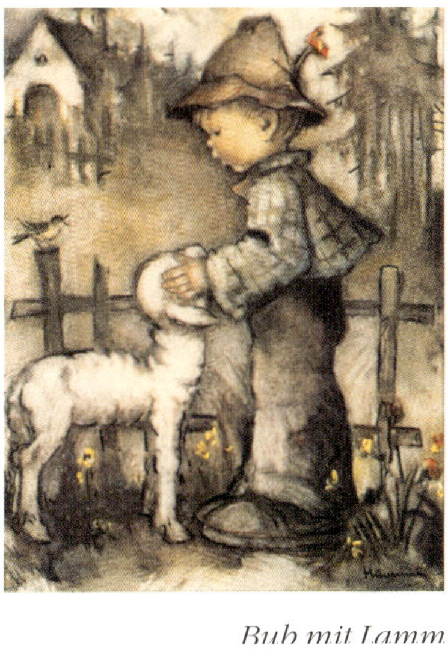

Bub mit Lamm H 382

Wir sollten uns weniger bemühen,
den Weg für unsere Kinder vorzubereiten,
als unsere Kinder für den Weg.

Aus den USA

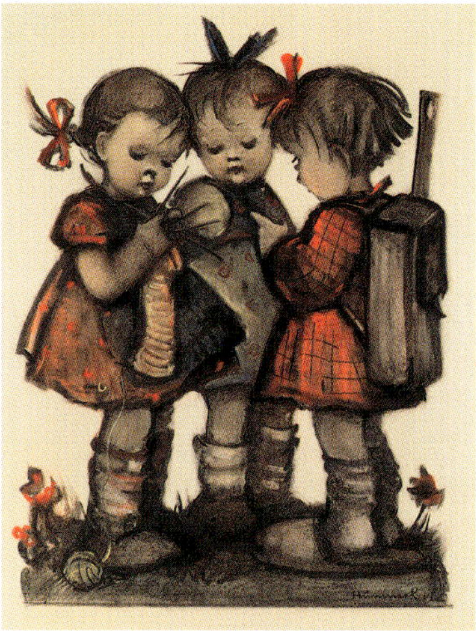

s' Meisterstück
H 197

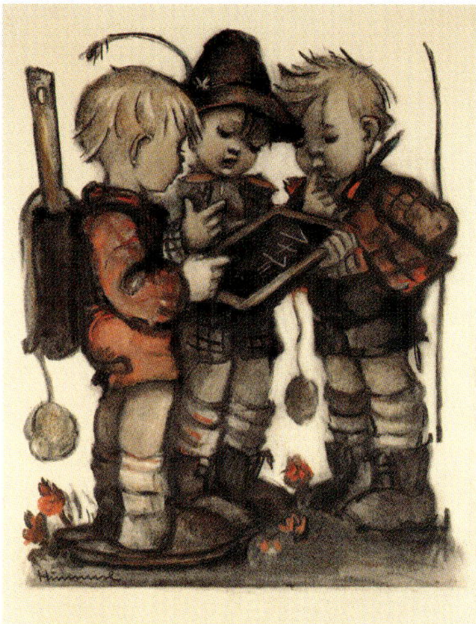

Schwieriges Problem
H 198

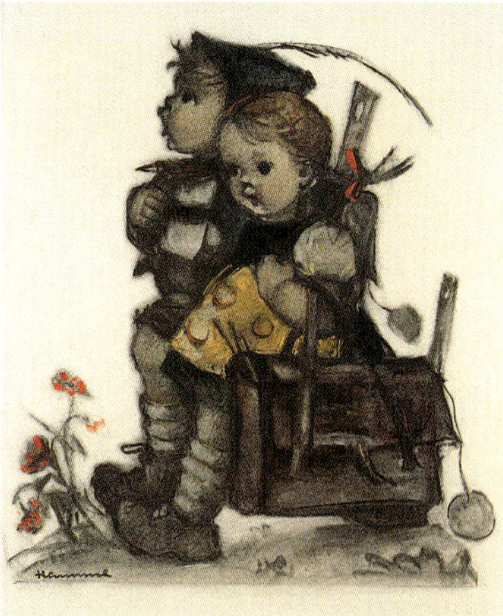

Frisch gewagt ist halb gewonnen
H 194

»Was, sagt ihr, was, es hat heut Nacht
der Storch ein neues Kind gebracht?«
Wir schleichen heimlich uns hinein:
da drinnen schläft's, das Brüderlein.

Jugendkalender 1851

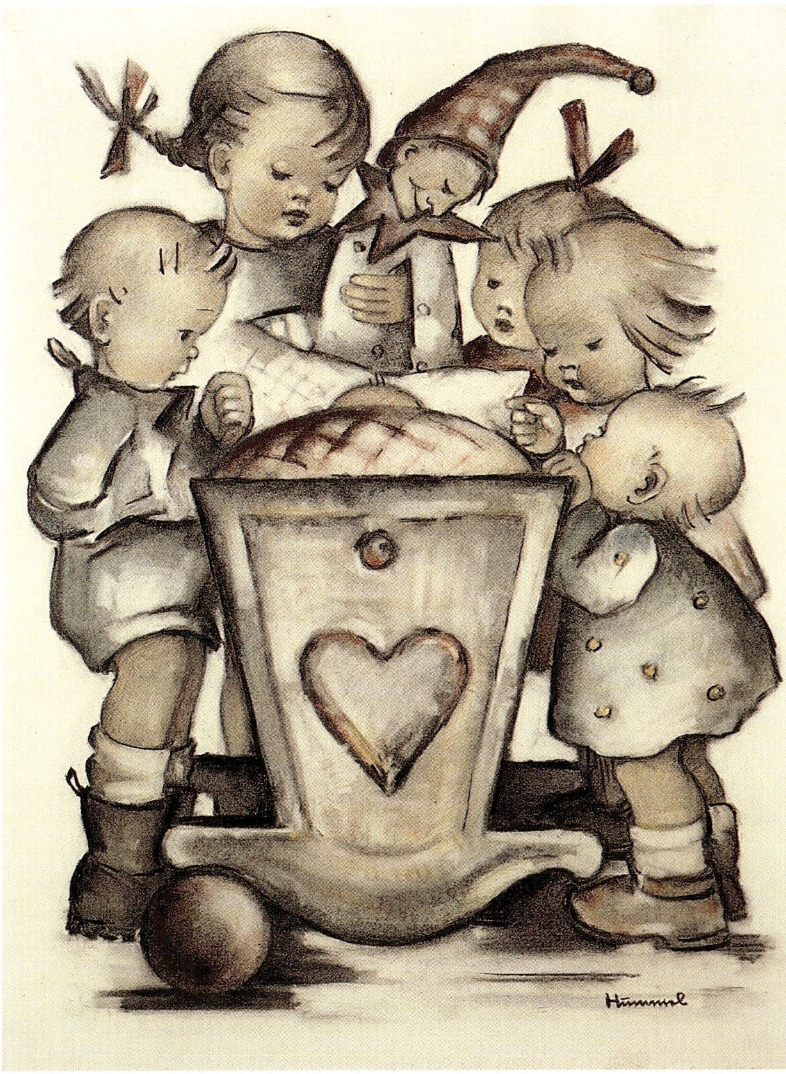

Das grosse Ereignis
H 102

Die Güte des Vaters
übersteigt die Höhe der Berge, ...

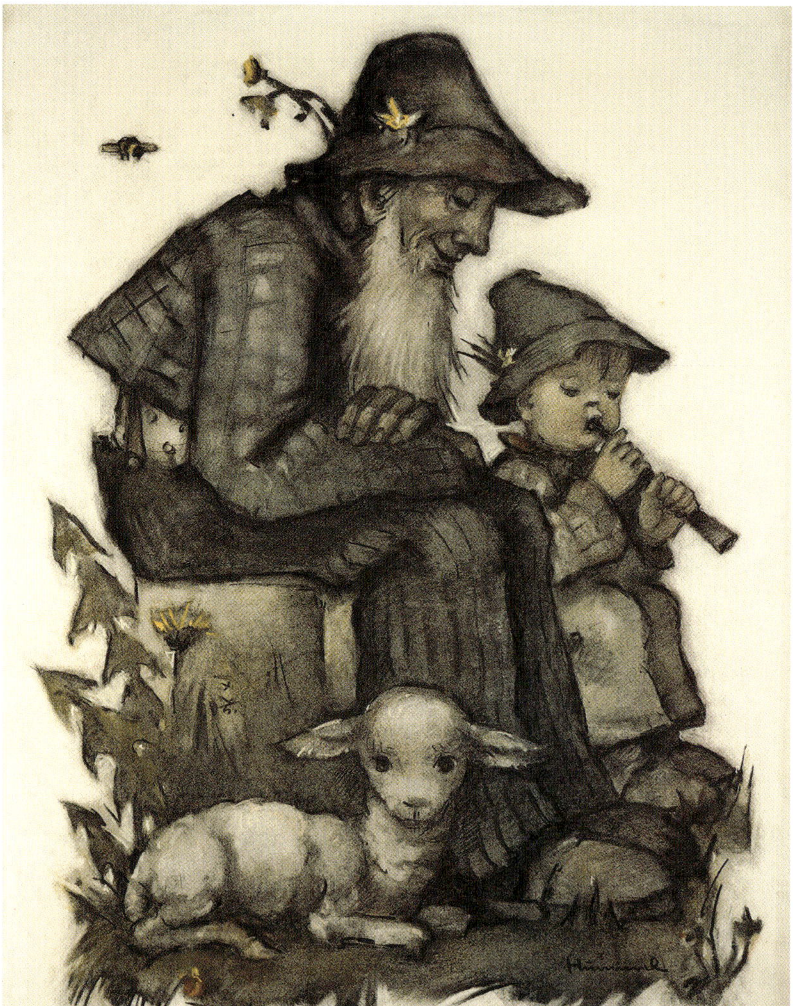

Feierabend
H 313

… die Güte der Mutter
geht tiefer als das Meer.

Japanische Weisheit

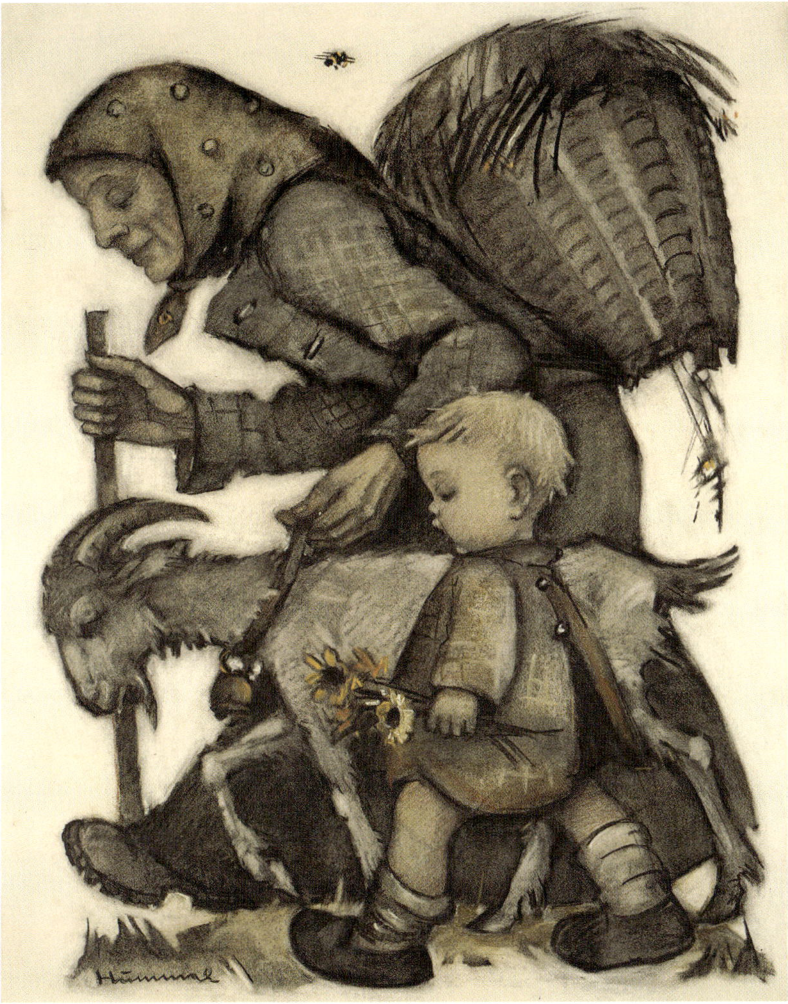

Heimkehr
H 314

Es ist nichts lieber als Kindes Kind.

Altdeutsches Sprichwort

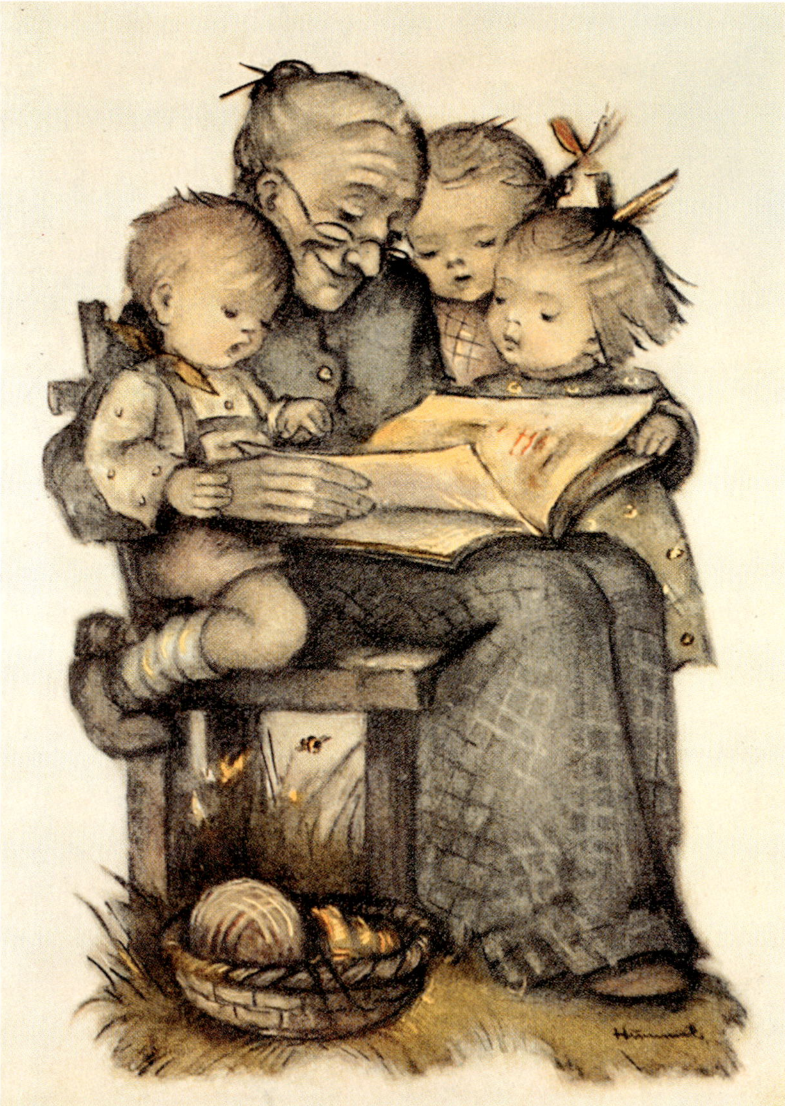

Grossmutter erzählt
H 151

Nicht im Glück liegt die Freude,
sondern in der Freude das Glück.

Russisches Sprichwort

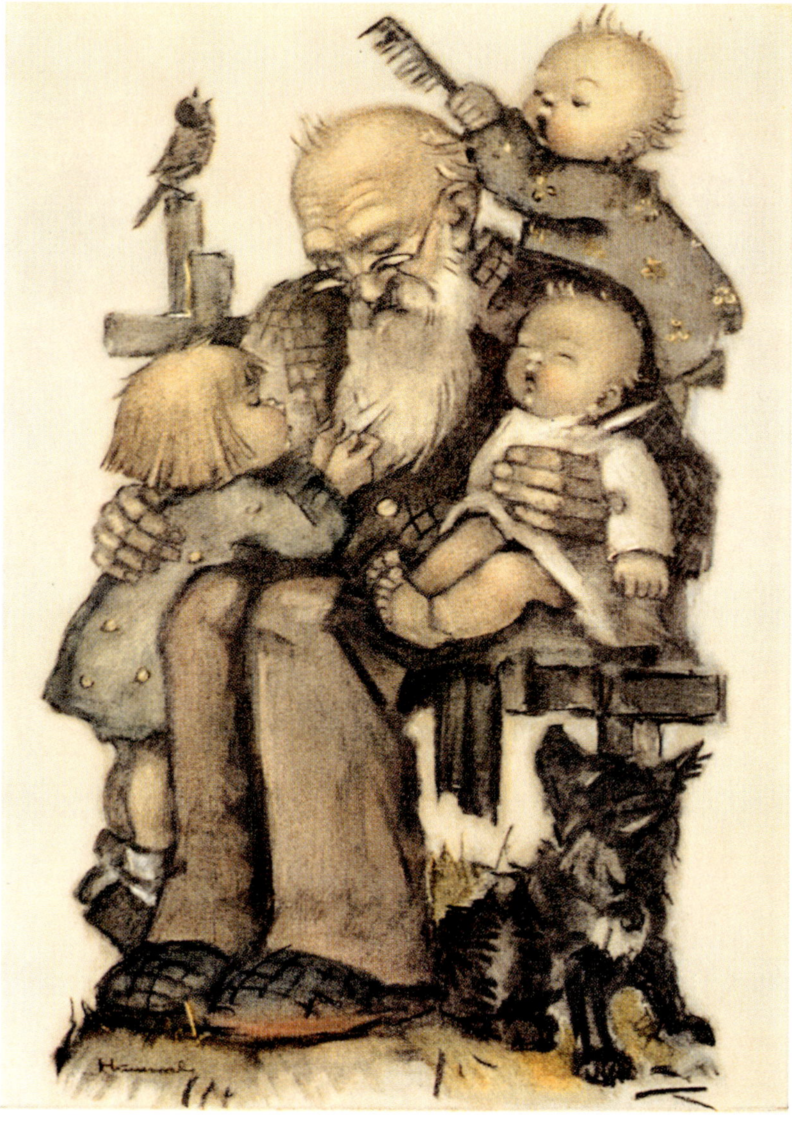

Beim Grossvaterle
H 152

Die Geschwister bahnten sich ihren Weg im Wald durch Farnkraut und Glockenblumen bis zu einer kleinen Lichtung. »Jetzt sind wir gerettet, Tina«, sagte Harry. »Wieso nennst du mich nicht Gretel? Wir wollen Hänsel und Gretel spielen; wer weiß, was das Glück noch für uns bereit hält.«

Harriet Beecher Stowe: »Leute aus der Kleinstadt«

Hänsel und Gretel

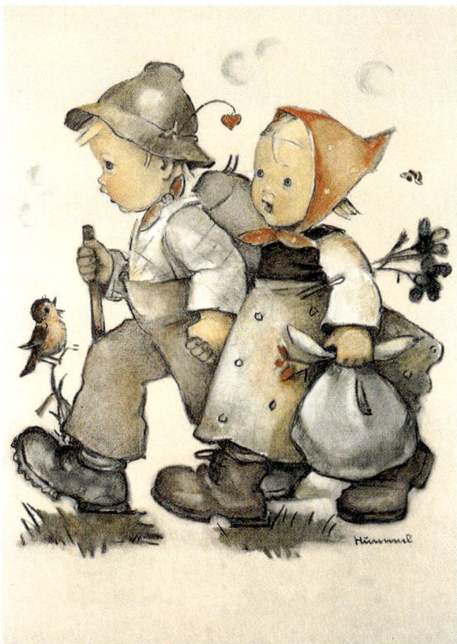

Kinderpaare
wie aus dem Märchenland

Fragt man nach Vorbildern Berta Hummels, so sind Gemälde Murillos (1618-1682) in der Alten Pinakothek München zu nennen, etwa »Buben beim Würfelspiel« und »Kleine Obsthändlerin«. Wie Murillo nahm sie häufig gedämpfte und doch satte Farben, wie bei ihm überwiegen oft die Brauntöne. Auch ihr Lehrer Max Dasio schuf Porträts seiner Töchter und Enkel, Plakate zum Kinderhilfstag, allegorische Darstellungen. Mögliche Vorbilder bzw. Parallelen finden sich bei Hermann Kaulbach, Hans Thoma, Ludwig Richter, Norman Rockwell, Grandma Moses und Andrew Wyeth.

Doch nicht nur Kunstwerke inspirierten Berta Hummel, auch Märchen, Volkslieder und Kinderbücher. Mitunter bezieht sich der Bildtitel direkt auf ein Märchen wie bei Hänsel und Gretel, mitunter darf der Betrachter seiner Phantasie freien Lauf lassen. Sind diese derb-sympathischen Bauernkinder nicht Hänsel und Gretel nach dem Sieg über die Hexe, wie sie triumphierend und lebensfroh aus dem Fenster schauen? Lacht uns da nicht der Geißen-Peter aus Heidis »Dörfli« an?

Brüderlein und Schwesterlein, auch ein Märchen der Brüder Grimm, befinden sich teils auf demselben Blatt, teils erscheinen sie als Bildpaare. Typisch für Berta Hummels Stil, orientiert sich die Komposition dann symmetrisch an einer senkrechten Achse. Die Motive H 299 und H 300 lassen die Spiegelbildlichkeit besonders gut erkennen.

Und weil sie sich nicht mehr fürchten mußten,
gingen sie in das Knusperhaus hinein,
um alles zu untersuchen.

Hänsel und Gretel: Nach Grimms Märchen

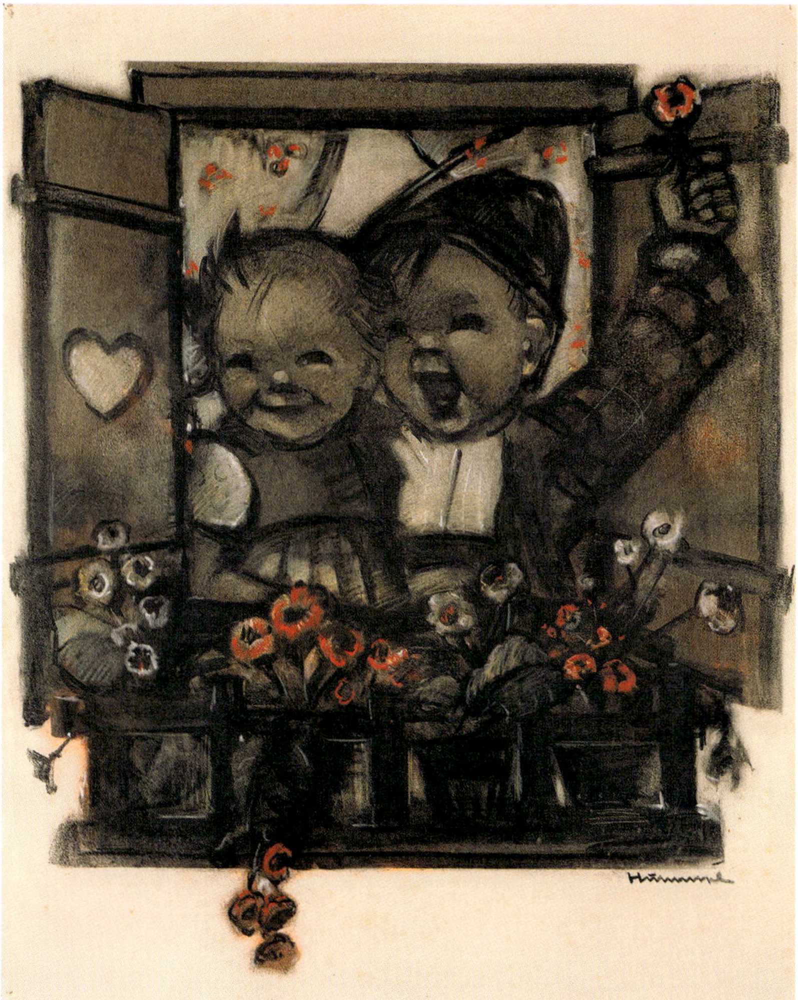

Ein froher Gruss
H 206

Hoch über euren Sorgen
Sah ich vom Berg ins Land …

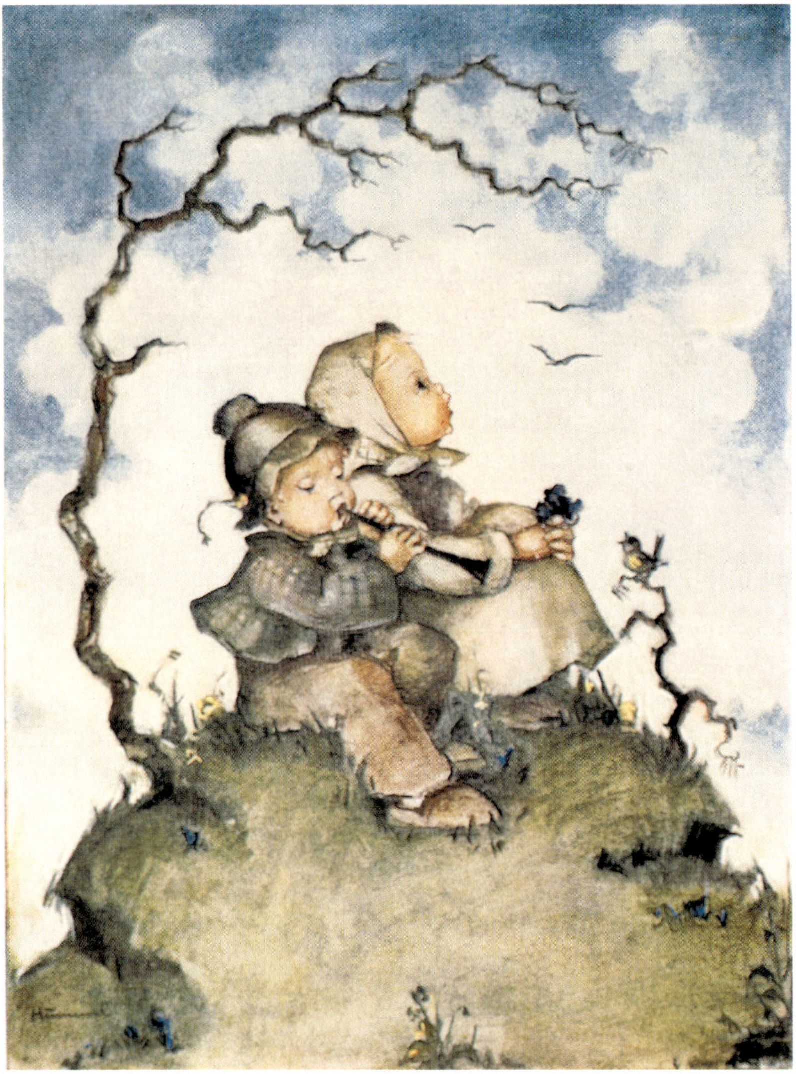

Auf sonniger Höh'
H 122

... Voll tausend guter Morgen
Die Welt in Blüten stand.

Joseph von Eichendorff

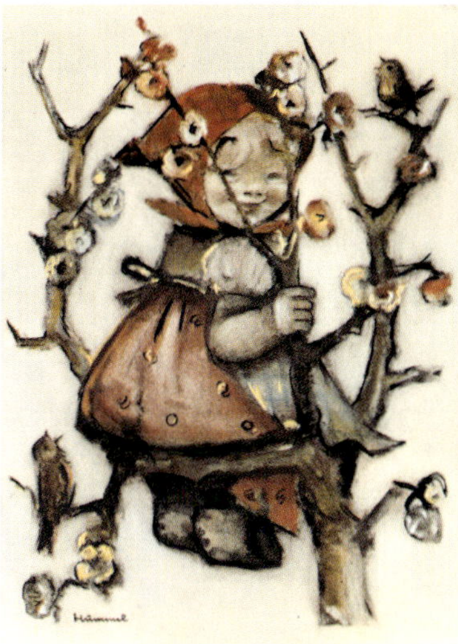

's Lieserl sitzt im Blütenbaum
H 298

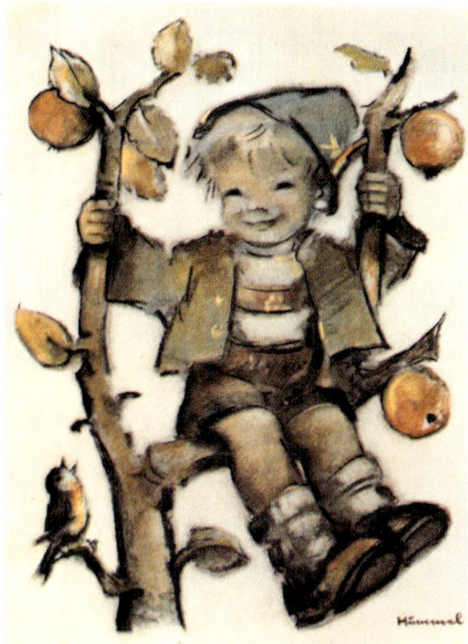

Sitzt ein Büblein auf dem Baum
H 297

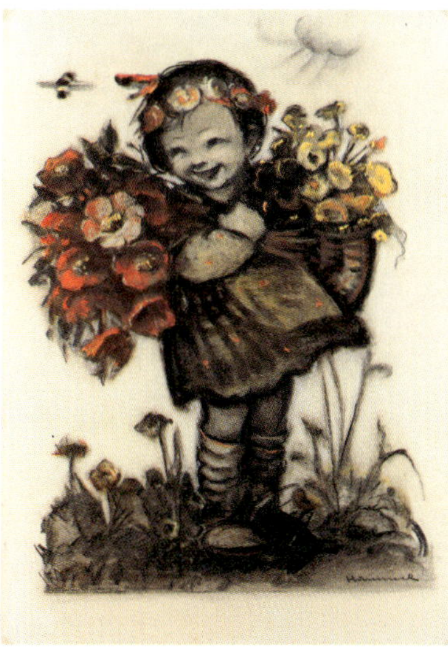

Fürs Mutterle!
H 301

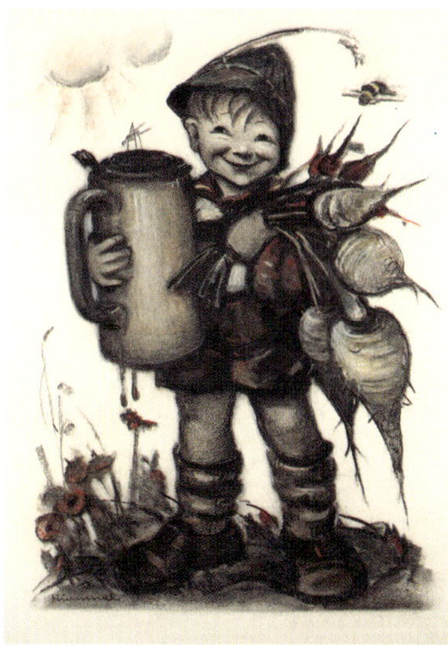

Fürs Vaterle!
H 302

Der Geißen-Peter holte jeden Morgen unten im Dörfli die Geißen, um sie hoch auf die Alm hinauf-zutreiben, wo sie die kräftigen Kräuter fressen konnten bis zum Abend....

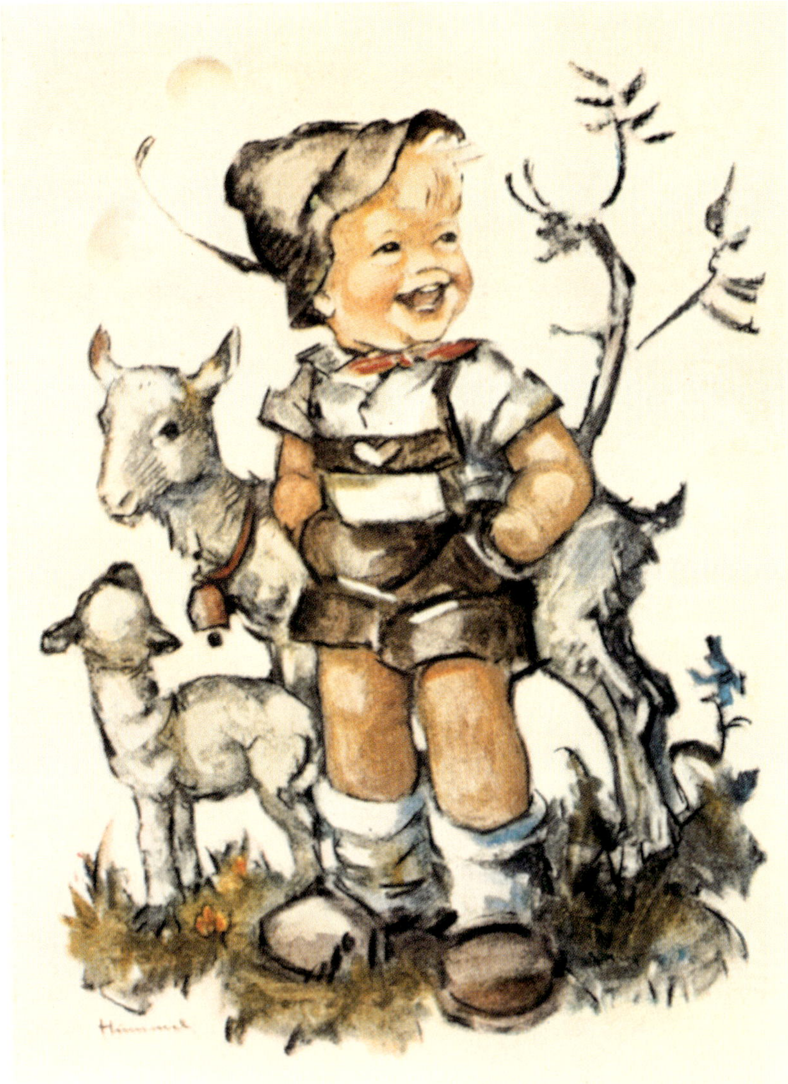

Erbhofbauer
H 235

... Dann sprang der Peter mit den Tieren wieder hinunter und tat, im Dörfli angekommen, einen schrillen Pfiff durch die Finger ...

Johanna Spyri: Heidi

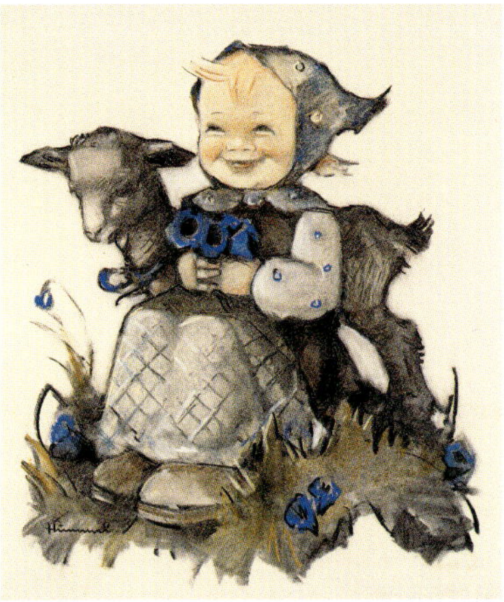

Mädchen mit Zicklein
H 205

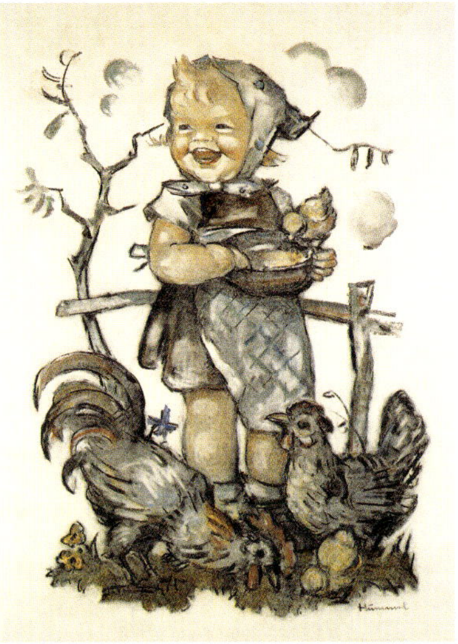

Erbhofbäuerin
H 236

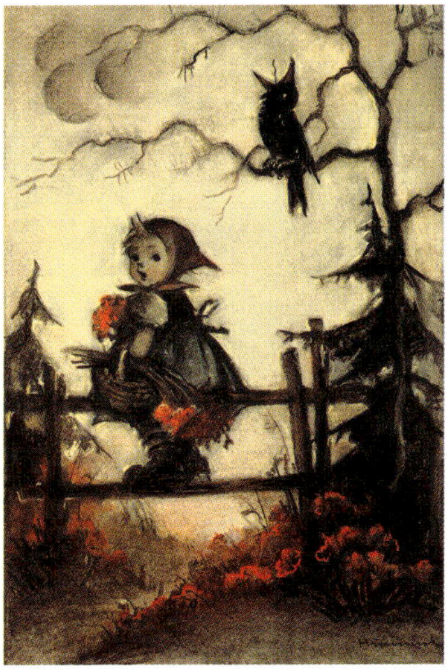

Mädchen auf dem Zaun/I
H 299

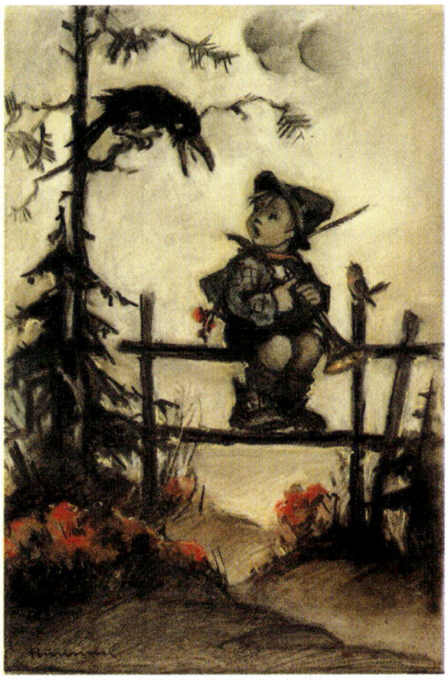

Bub auf dem Zaun
H 300

Ein Kindesauge, ein Maientag,
Das sind zwei Himmelsgaben,
An denen jedes Herz sich mag
In Ewigkeit erlaben.

Volkstümlicher Spruch

Schönwetter und Schlechtwetter

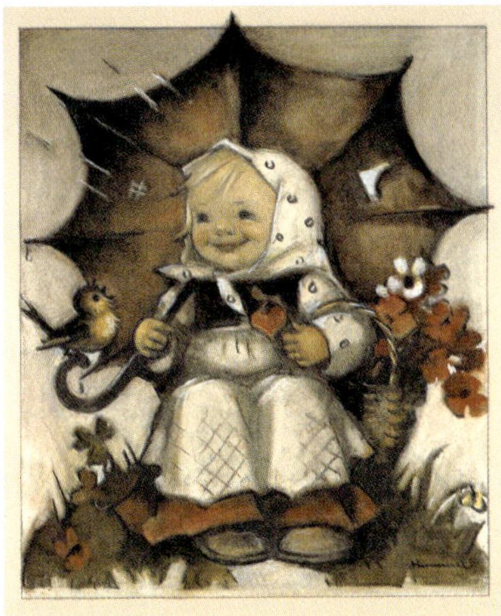

Kinderspiele

Viele Hummel-Kinder spielen in einer Atmosphäre, die gleichermaßen Geborgenheit und Freiheit bietet. Sie brauchen kein teures Spielzeug. Ein Vogel, ein Tier, eine Blume, das Wetter, eine Puppe, vor allem aber andere Kinder genügen ihnen in der Regel.
Mimik und Gestik der Kinder gibt die Künstlerin präzise wieder: von staunender Andacht und stiller Fürsorglichkeit bis zu überschäumender Freude an der Welt. Sie läßt uns an den Heimlichkeiten verschmitzter Schlingel teilhaben. Ihre Symbolsprache ist einfach und klar: der Vogel zeigt dem Kind die Freiheit, die Blume steht für aufblühendes Leben. Der Schirm symbolisiert Geborgenheit; er schützt gegen jede Art von Wetter, realen Regen und politische Schlechtwetterperioden.
Ausgerechnet zu »Schönwetter« und »Schlechtwetter« fielen Joseph Bernhart keine Verse ein. Oder erkannte Bernhart, daß die Nationalsozialisten überall Verrat witterten und die Bilder als Angriff auslegen würden? Sagten diese Kinder nicht: Noch ist in der Politik Schönwetter, aber wir trauen dem nicht und spannen den Schirm auf! – Mag es politisch stürmen, unter unserem Schirm überleben wir das!?
Wie dem auch sei, mit den fröhlichen Mienen unbeschwert spielender Kinder erfüllte Berta Hummel nicht zuletzt den Wunsch jener Käufer, in deren Namen die Verlegerin Maximiliane Müller sprach, als sie ihr für neue Motive dankte: »In der jetzigen traurigen Zeit sehnt man sich nach lustigen Hummelkarten, die auch einem gedrückten Menschen ein freudiges Lächeln ablocken. Sie tun soviel Gutes mit Ihren Karten.«

Die Gegenwart ist die einzige Zeit,
die in Wahrheit uns gehört, und die wir
dem Willen Gottes gemäß
gebrauchen müssen.

Blaise Pascal

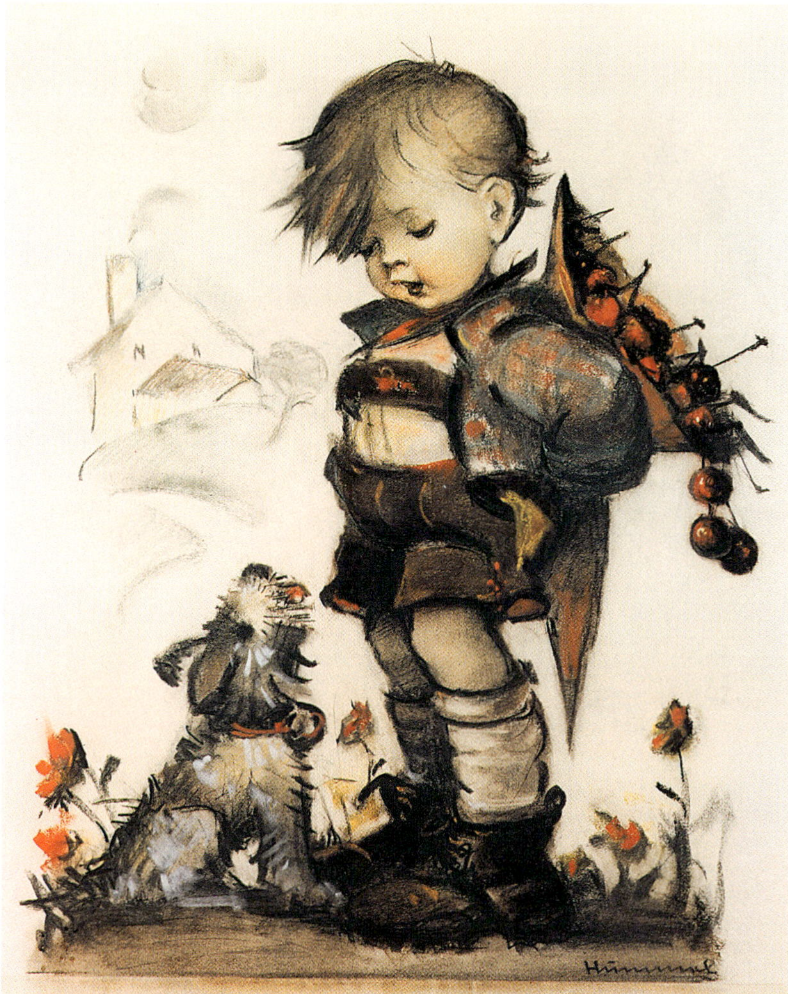

Nix für dich
H 292

Wer wollt in seinen Blütentagen
Sich nicht erfreun am Frühlingsgrün …

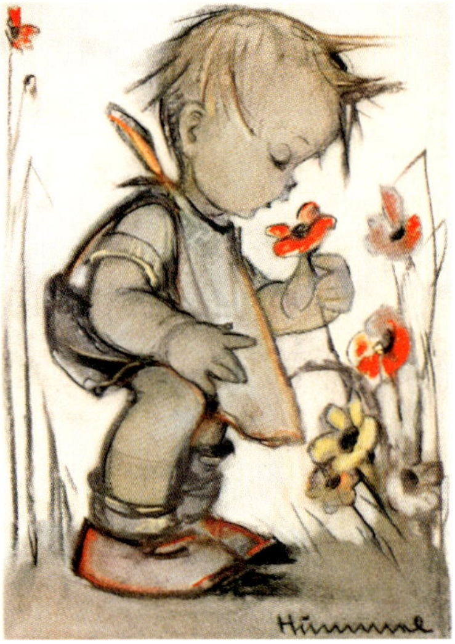

Der Blumenfreund
H 113

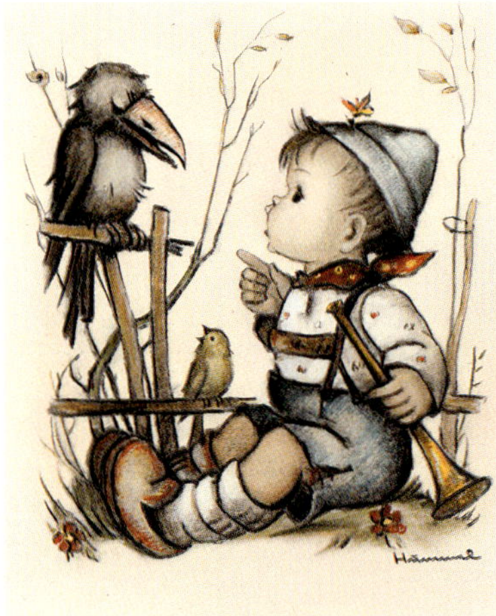

's stimmt net/II
H 178

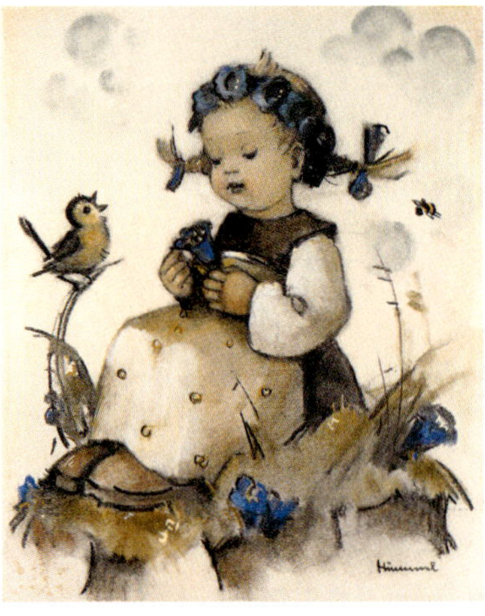

Mädchen mit Enzian
H 209

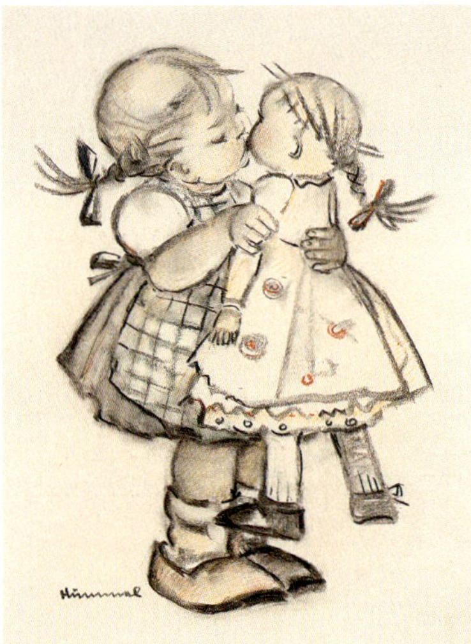

Puppenmütterchen
H 231

... Wer wollte sich mit Grillen plagen,
Solang uns Lenz und Jugend blühn.

Nach Ludwig Hölty

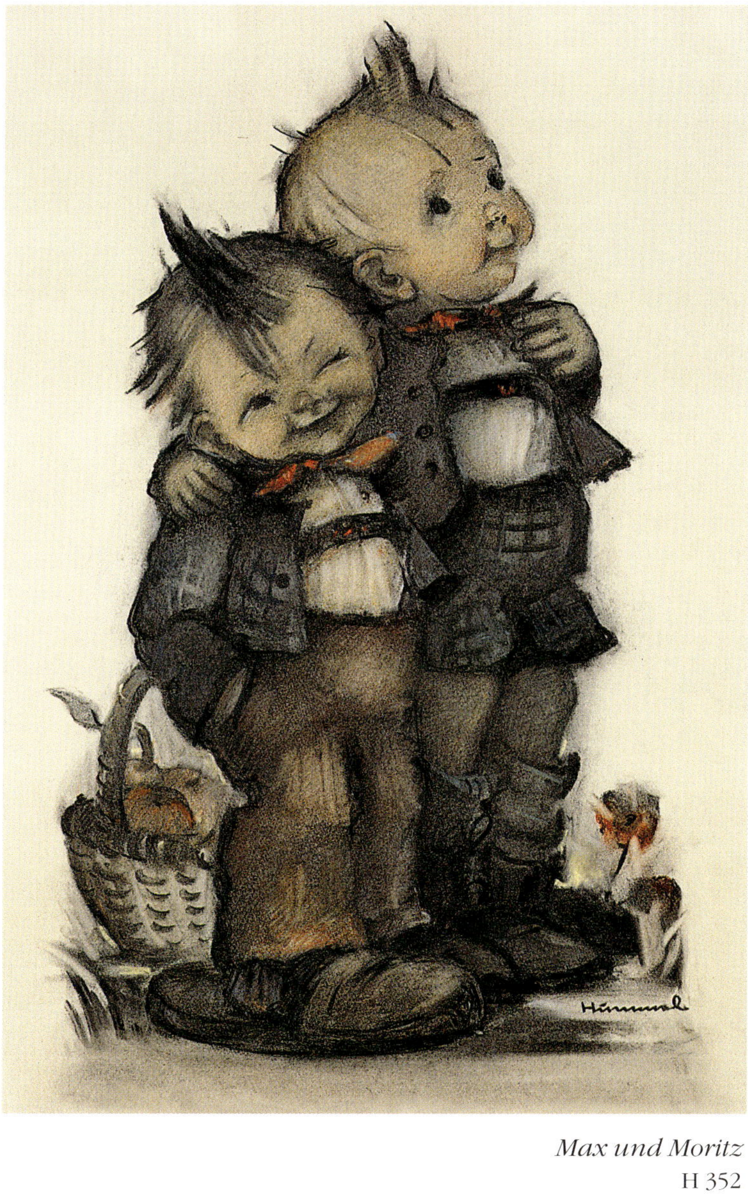

Max und Moritz
H 352

Dein Auge kann die Welt
trüb oder hell Dir machen; ...

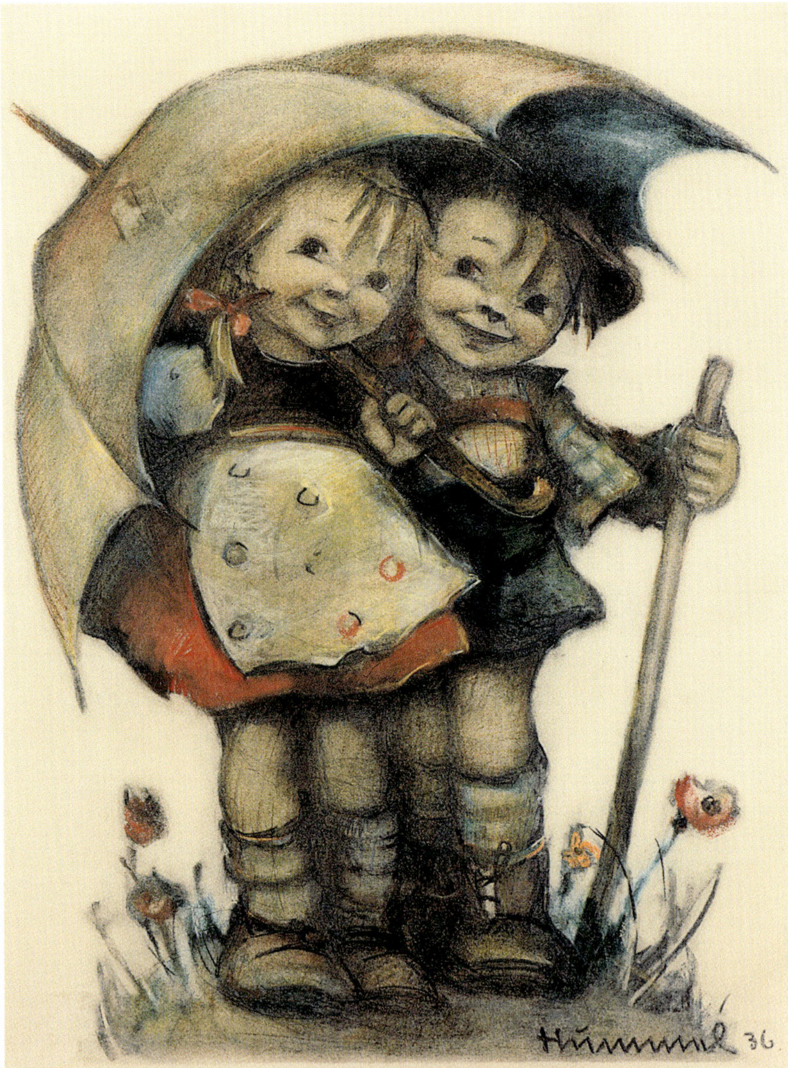

Schön-Wetter
H 287

... wie Du sie ansiehst, wird
sie weinen oder lachen.

Friedrich Rückert

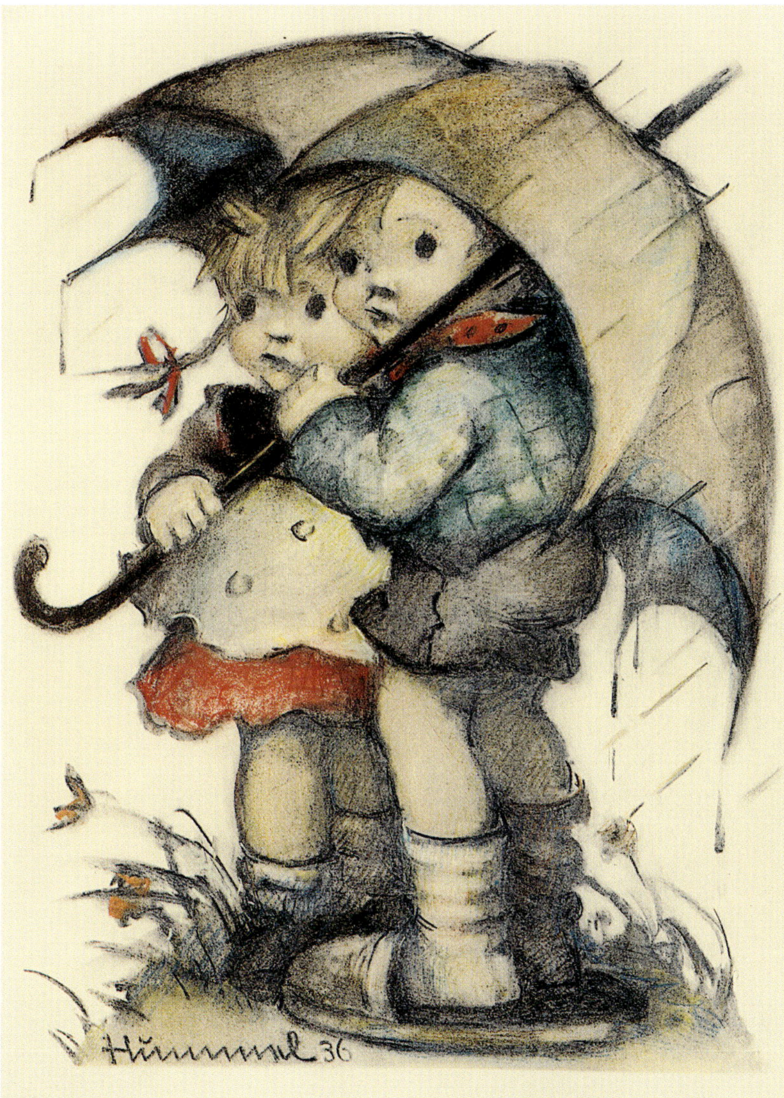

Hunde-Wetter
H 288

Hab Sonne im Herzen,
ob's stürmt oder schneit,
ob der Himmel voll Wolken,
die Erde voll Streit! ...

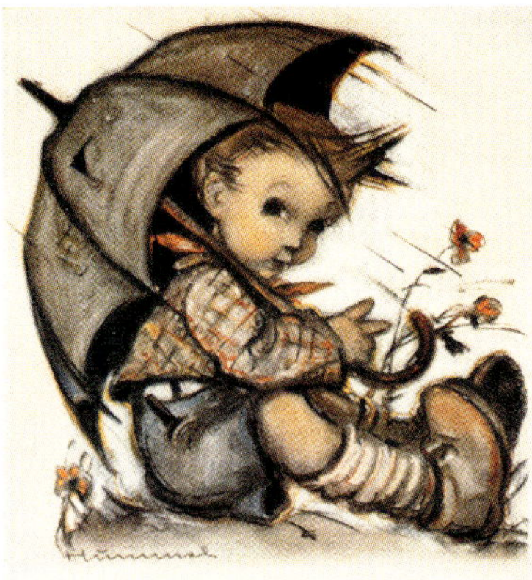

Hab' Sonne im Herzen/I
H 294

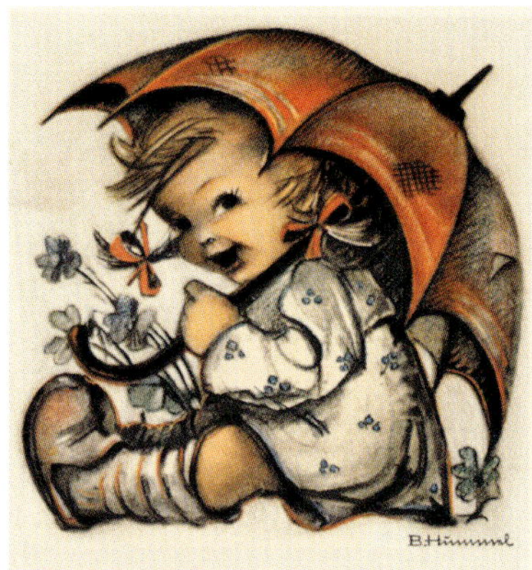

Ja ich bin zufrieden
H 296

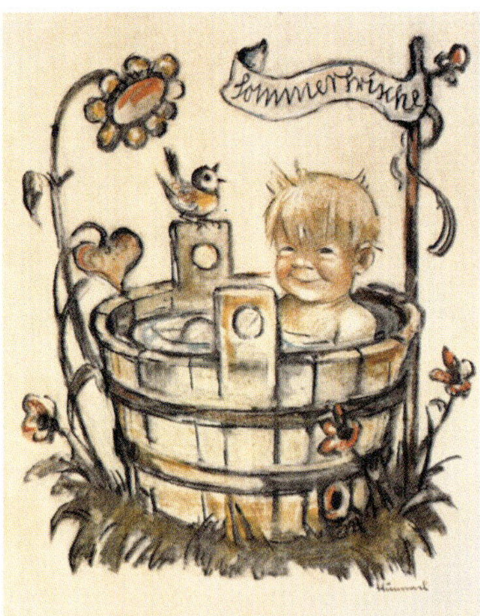

Gute Erholung!
H 162

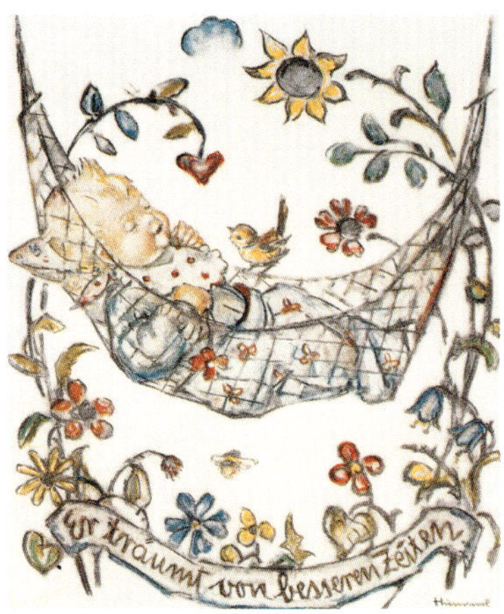

Er träumt von besseren Zeiten
H 120

... Hab Sonne im Herzen,
dann komme, was mag!
Dann leuchtet voll Licht
dir der dunkelste Tag! ...

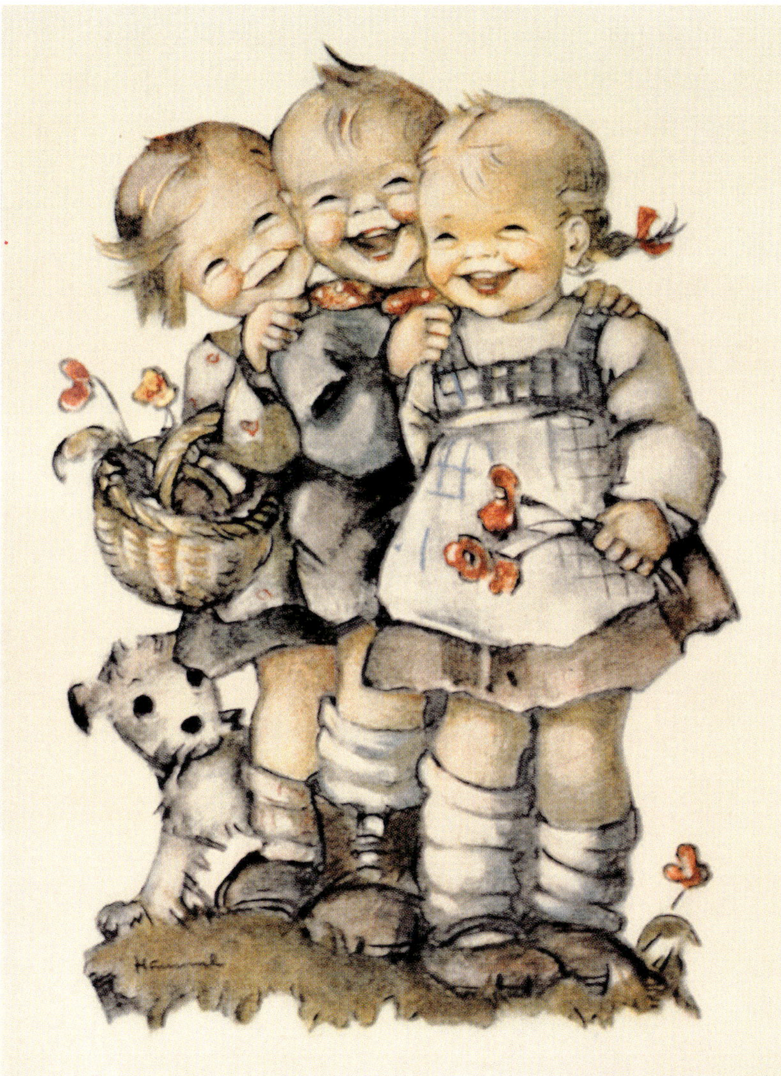

Lach mit
H 351

... Hab ein Lied auf den Lippen,
verlier nie den Mut!
Hab Sonne im Herzen,
und alles wird gut!

Cäsar Flaischlen

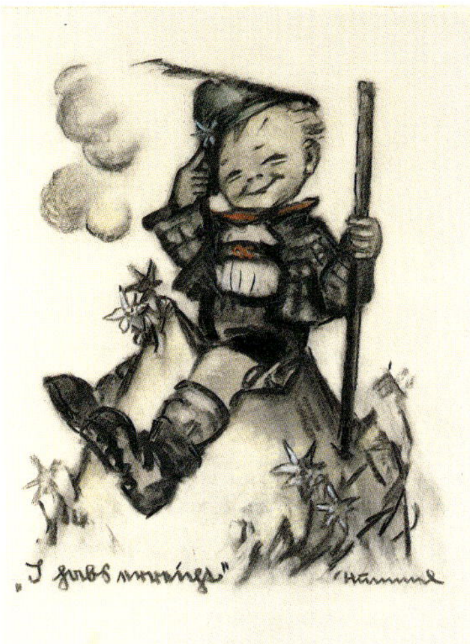

Ich hab's erreicht
H 203

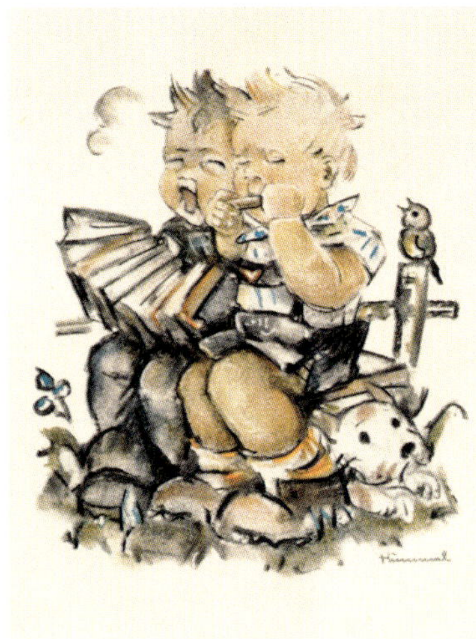

Musikanten
H 141

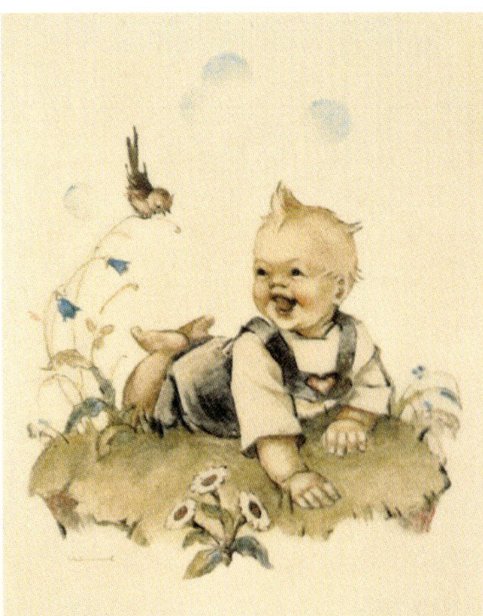

Guck in die Welt
H 143

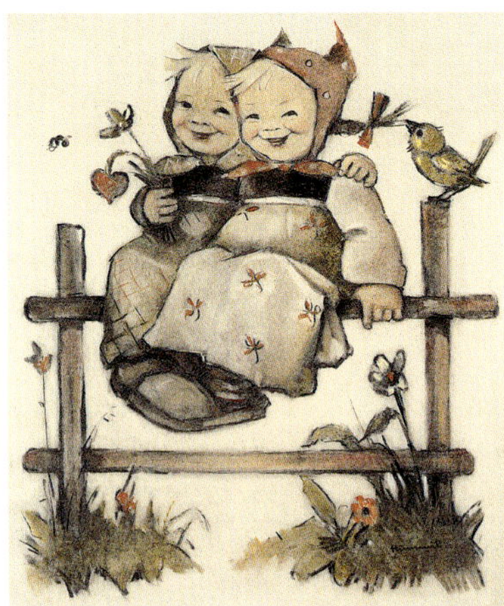

So zwei wie wir zwei
H 308

Des Lebens Sonnenschein
ist Singen und Fröhlichsein.

Volksmund

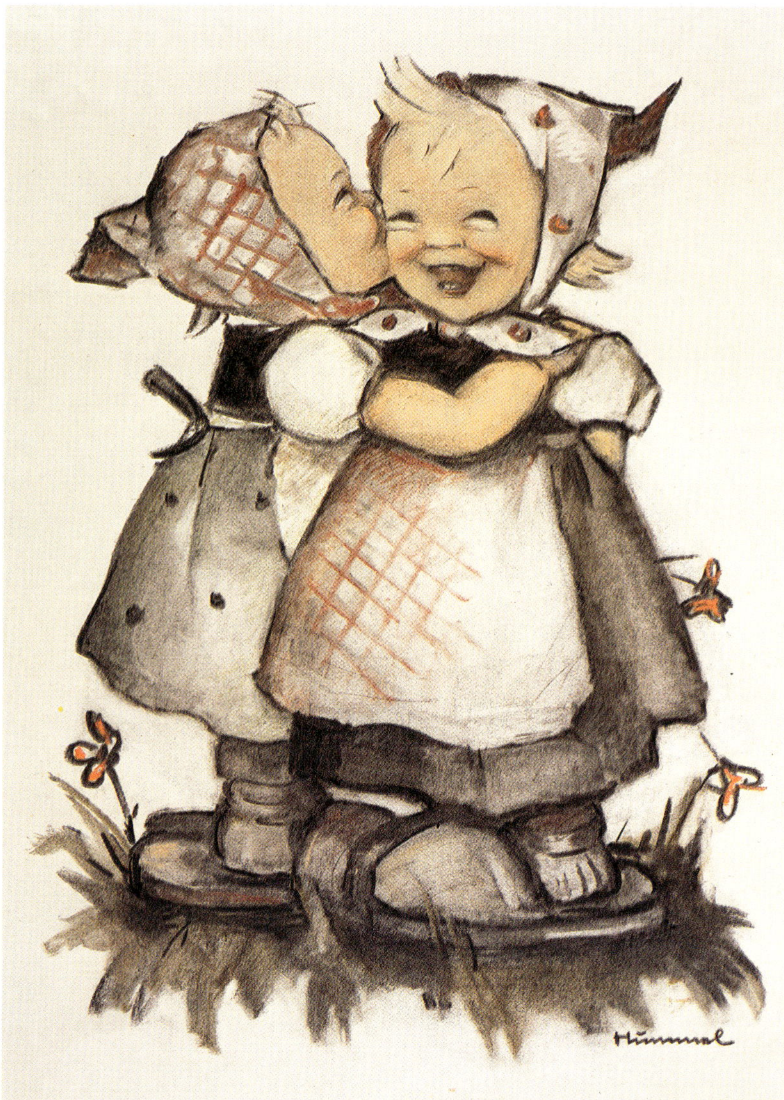

Die grosse Neuigkeit
H 291

Es kamen mal zwei Knaben
An einen breiten Graben.
Der erste sprang hinüber,
Schlankweg, je eh'r je lieber.
War das nicht keck?
Der zweite, fein besonnen,
Eh er das Werk begonnen,
Sprang in den Dreck.

Wilhelm Busch

Auf der Suche nach dem Abenteuer

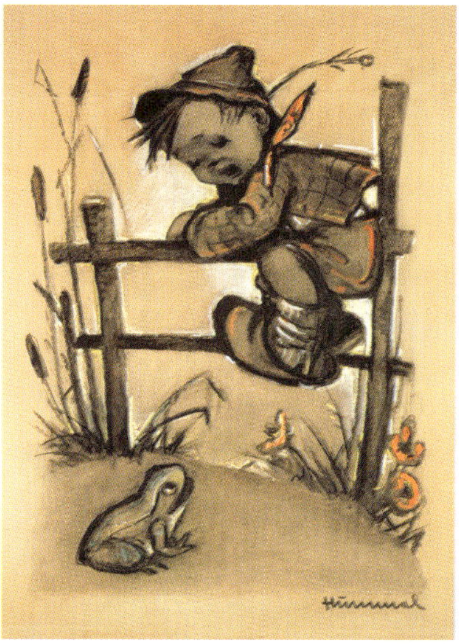

Aufregende Erlebnisse und
Gefahren des kindlichen Alltags

Aus kindlicher Perspektive betrachtet, lauern in der Welt Abenteuer und Gefahren, die Erwachsenen belanglos vorkommen mögen, für ein Kind aber aufregend oder bedrohlich sein können. Andererseits – welcher Erwachsene zittert nicht auch vor dem Besuch beim Zahnarzt! Tritt ein Tier auf, so fühlt sich das Kind schnell angegriffen. Auch die Hummel, die als Wappentier der Künstlerin durch die Kinderwelt fliegt, weckt nicht immer Freude. Das Kind ist mitunter der »achte Schwabe« aus dem Märchen, der überall »Drachen« vermutet, wo nur Hasen sind. Wie gut, daß es da Zäune gibt. Sie gewähren Schutz vor Federvieh und Vierbeinern. Zäune sind die vielleicht vielseitigsten Symbole auf M. I. Hummels Bildern: steht das Kind dahinter, so wirkt es wie ausgesperrt, da sind ihm bestimmte Erfahrungen noch verwehrt. Sitzt das Kind darauf, wirkt es geborgen oder triumphiert wie ein Zaunkönig, der sich ein Stück Welt erobert hat.

Den kleinen Angsthasen stehen mutige Kinder gegenüber, die singend durch die Welt ziehen, verwegen den Honigtopf erobern und ihn trotz der stacheligen Konkurrenz der Hummeln auch behalten. Die Moderne hält mit Kameratechnik und Skisport ebenfalls Einzug in den Alltag der Hummel-Kinder und verspricht ganz neue Abenteuer.

Das Kind vor dem Kaktus stellt typische Kinderfragen. Aber ist das noch ein Kind? Oder die Karikatur eines Erwachsenen, der morgens vor dem Spiegel das Abenteuer der Selbsterkenntnis zu bestehen hat? Humorvoll läßt die Künstlerin beide Möglichkeiten der Deutung zu.

*»Mir gruselt's nicht!
Das wird wohl eine Kunst sein,
von der ich auch noch nichts verstehe.«*

Märchen von einem, der auszog, das Fürchten zu lernen

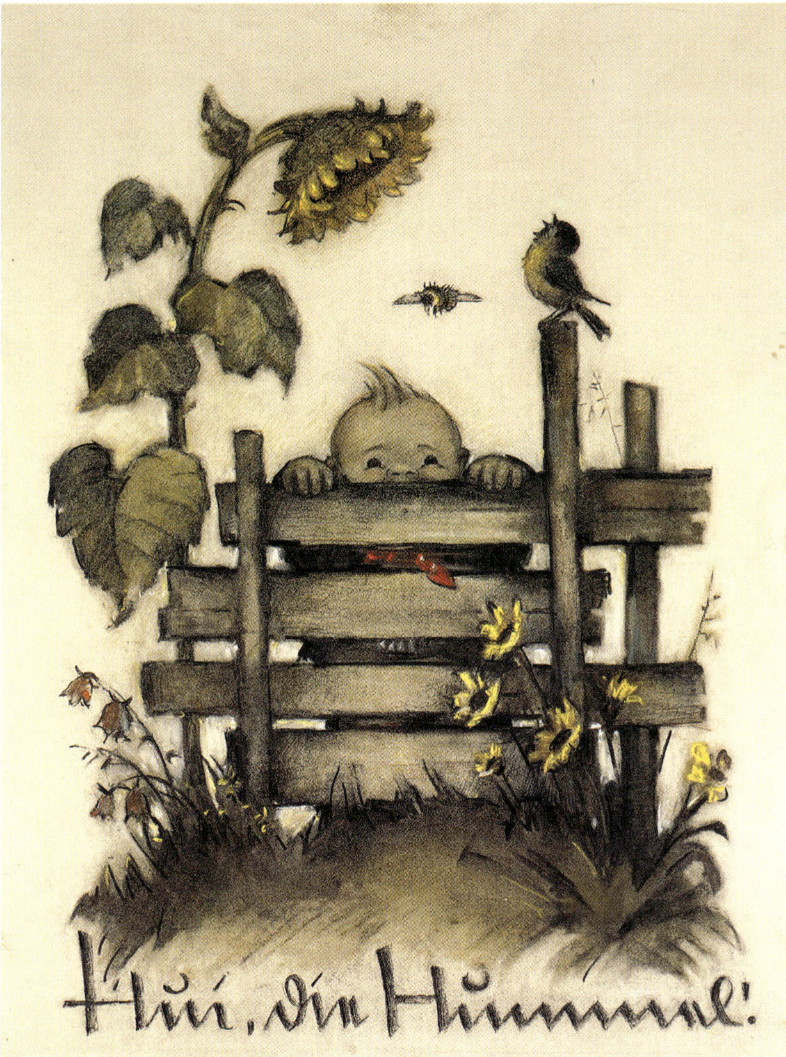

Hui, die Hummel!/II
H 153

Wer andern gar zu wenig traut,
hat Angst an allen Ecken;
Wer gar zu viel auf andre baut,
erwacht mit Schrecken....

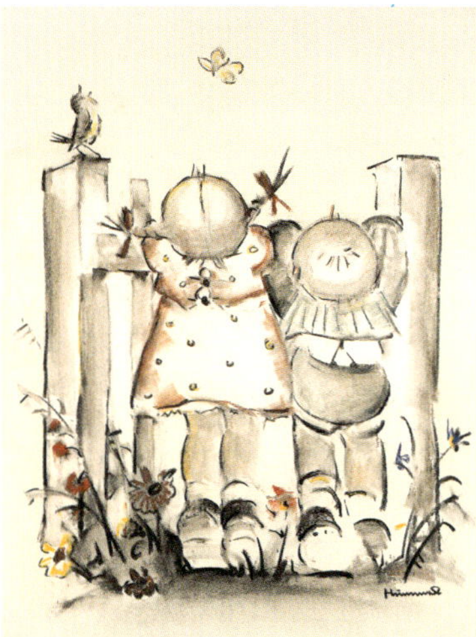

Was gibt's da drüben
H 159

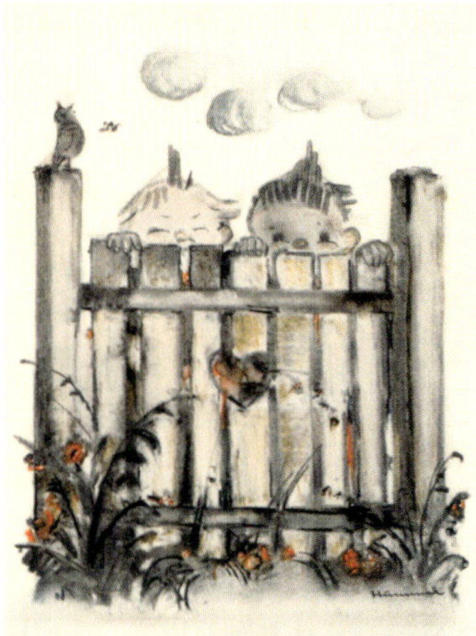

Blick über dem Zaun
H 160

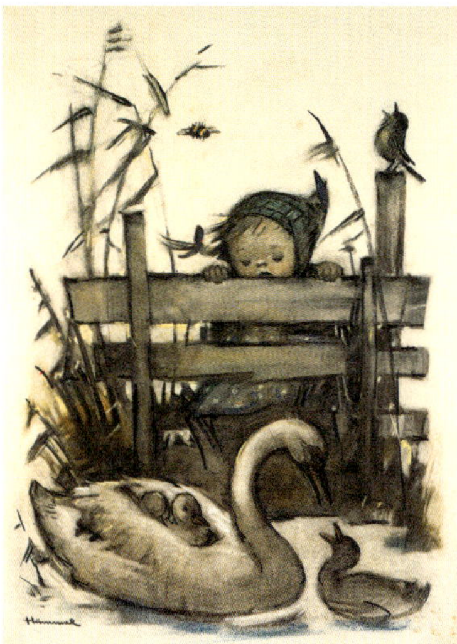

Schwanenmutter
H 157

... Es trennt sie nur ein leichter Zaun,
die beiden Sorgengründer;
Zu wenig und zu viel Vertraun
sind Nachbarskinder.

Wilhelm Busch

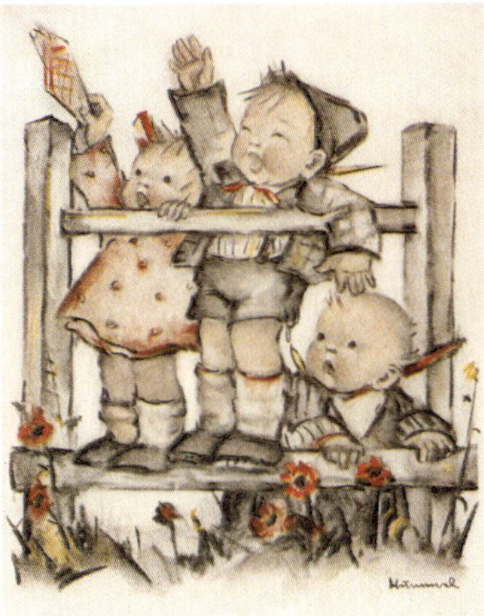

Auf Wiederseh'n!/II
H 210

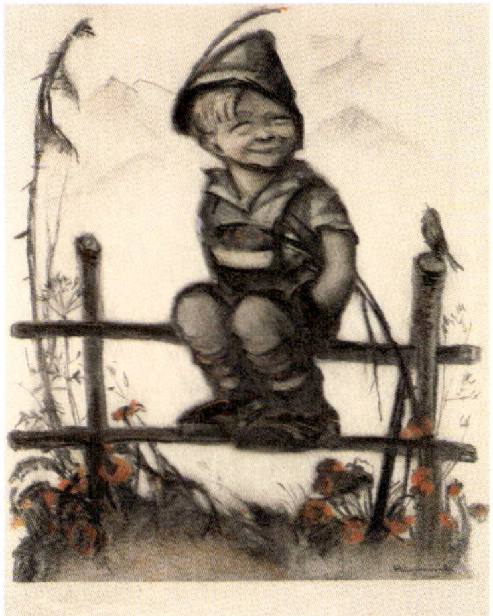

Vaters G'scheitster
H 289

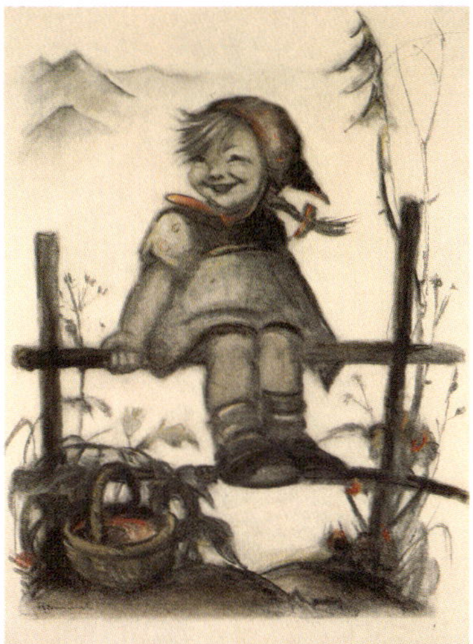

Der Mutter Liebste
H 290

Stets findet Überraschung statt,
Da, wo man's nicht erwartet hat ...

Wilhelm Busch

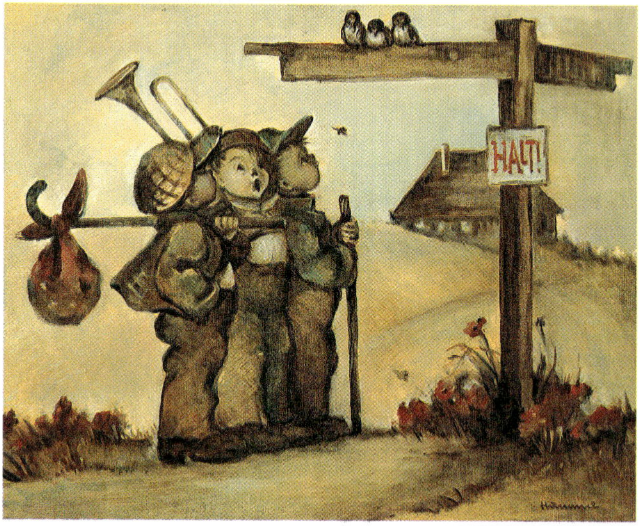

Drei Wanderburschen
H 615

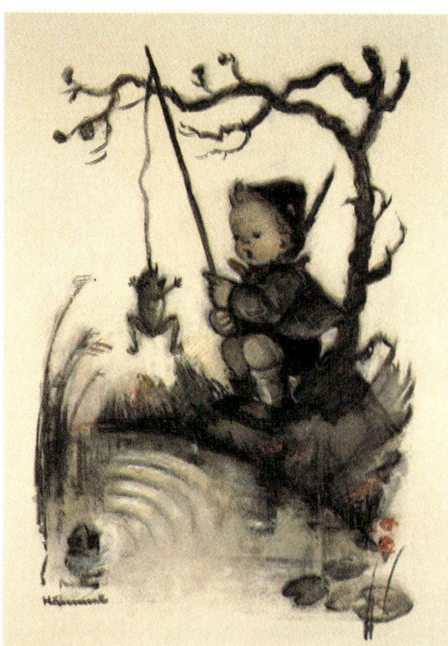

Der Fischer
H 237

Der Erde köstlichster Gewinn
Ist frohes Herz und reiner Sinn.

Johann Gottfried Seume

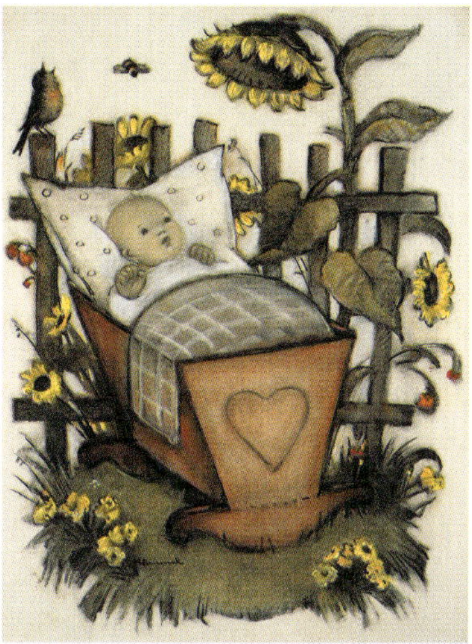

Kind in der Wiege
H 108

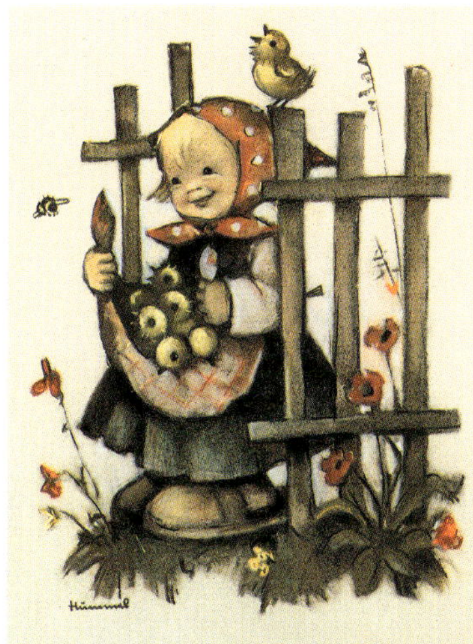

Mädchen mit Kücken
H 376

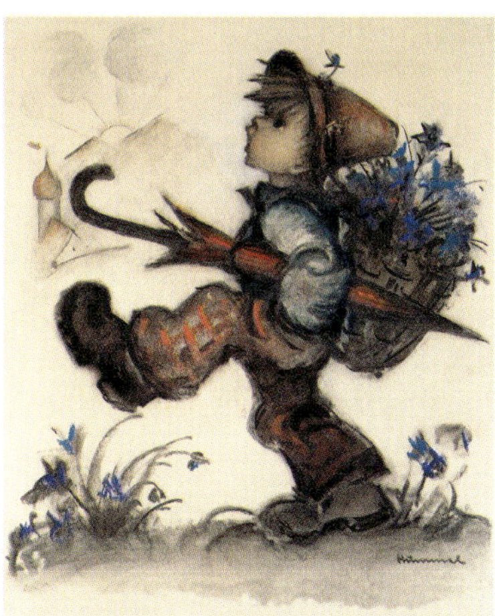

Mit frohem Mut und heiterm Sinn! H 216

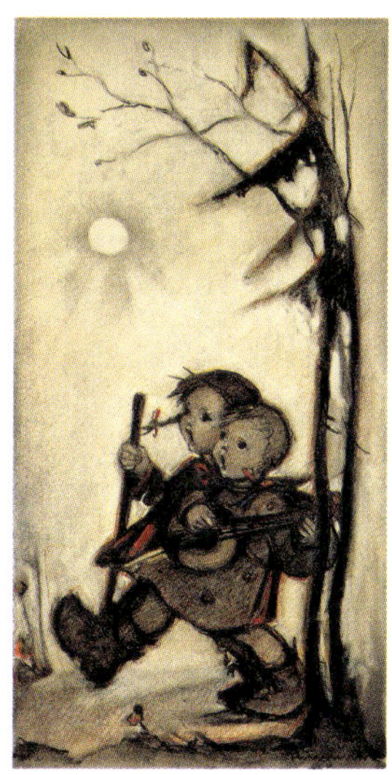

Juli
H 268

Die zweite Gefährlichkeit, welche sie erlebten, kann aber mit der ersten nicht verglichen werden.

Grimms Märchen, Die Sieben Schwaben

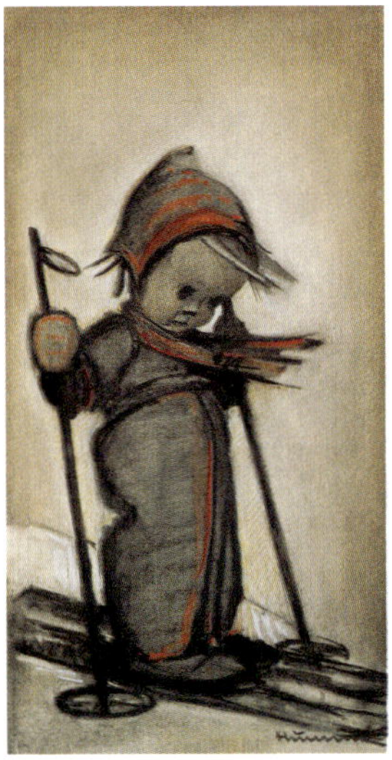

Ski Heil
H 264

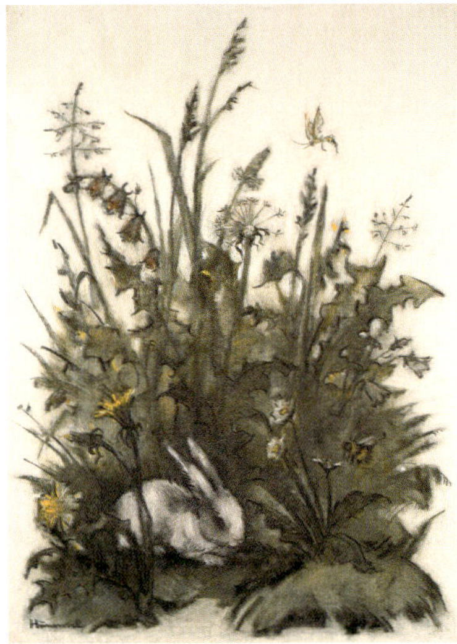

Häslein im Grünen
H 374

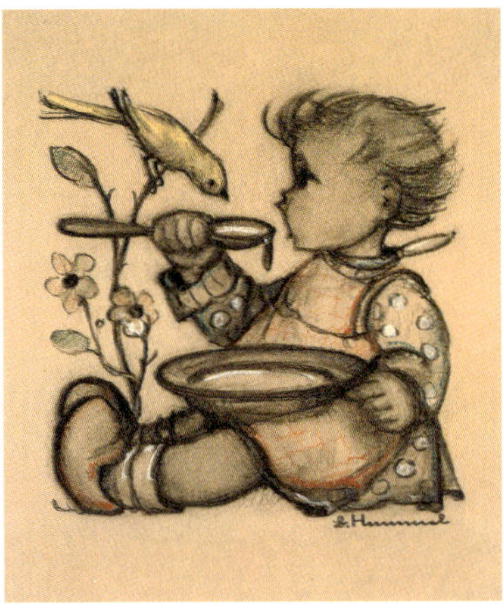

Treue Freundschaft
H 112

Beim Element, du hascht gut schwätze,
Bischt stets der Letzscht' beim Drachehetze!

Grimms Märchen, Die Sieben Schwaben

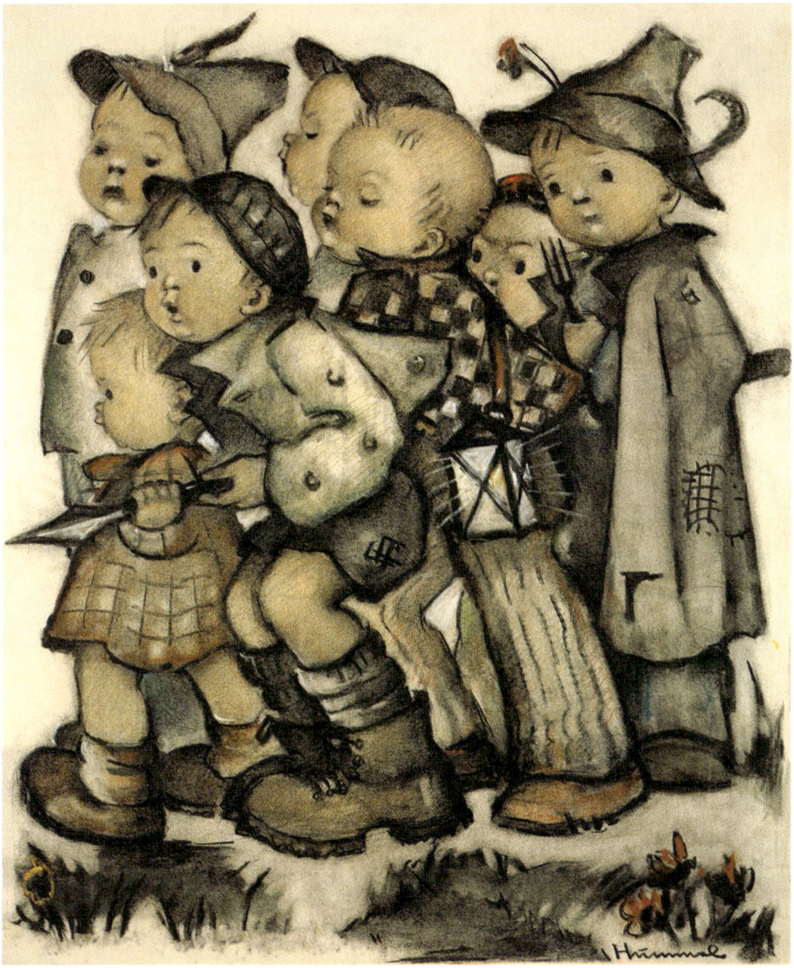

Die sieben Schwaben
H 214

Wie standen ehedem die Sachen
so neckisch da in ihrem Raum.
Schwer war's, ein Bild davon zu machen,
und selbst der Beste konnt es kaum....

Wilhelm Busch

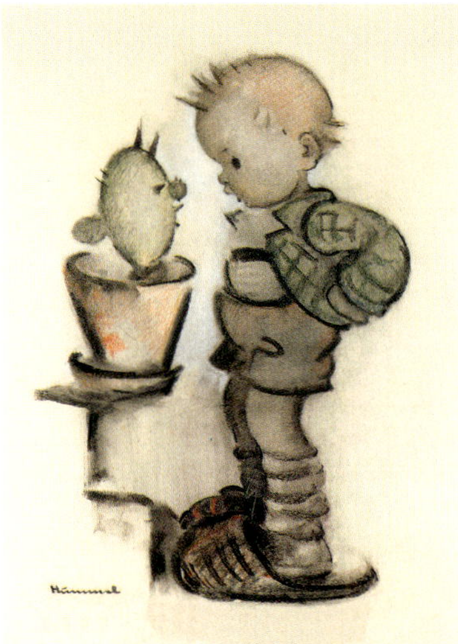

Zwiegespräch
H 254

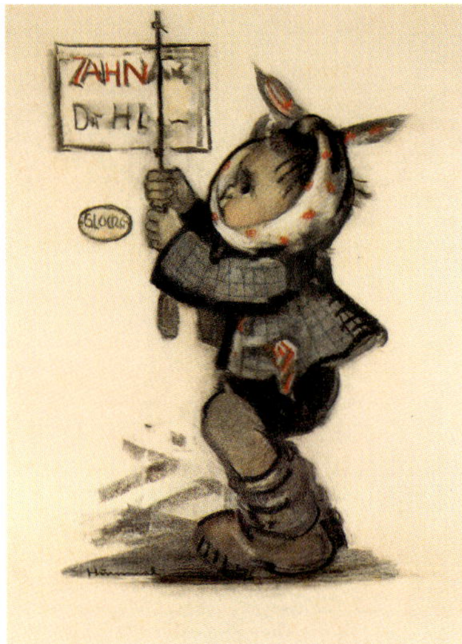

Bloss weil's sein muss
H 257

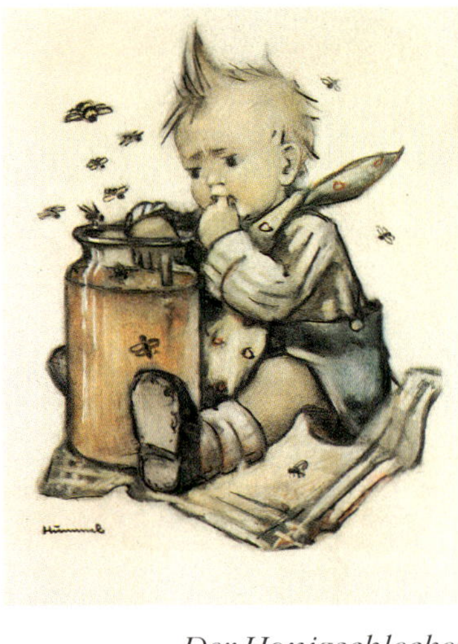

Der Honigschlecker
H 116

…Jetzt, ohne sich zu überhasten,
stellt man die Guckmaschine fest.
Und zieht die Bilder aus dem Kasten
wie junge Spatzen aus dem Nest.

Wilhelm Busch

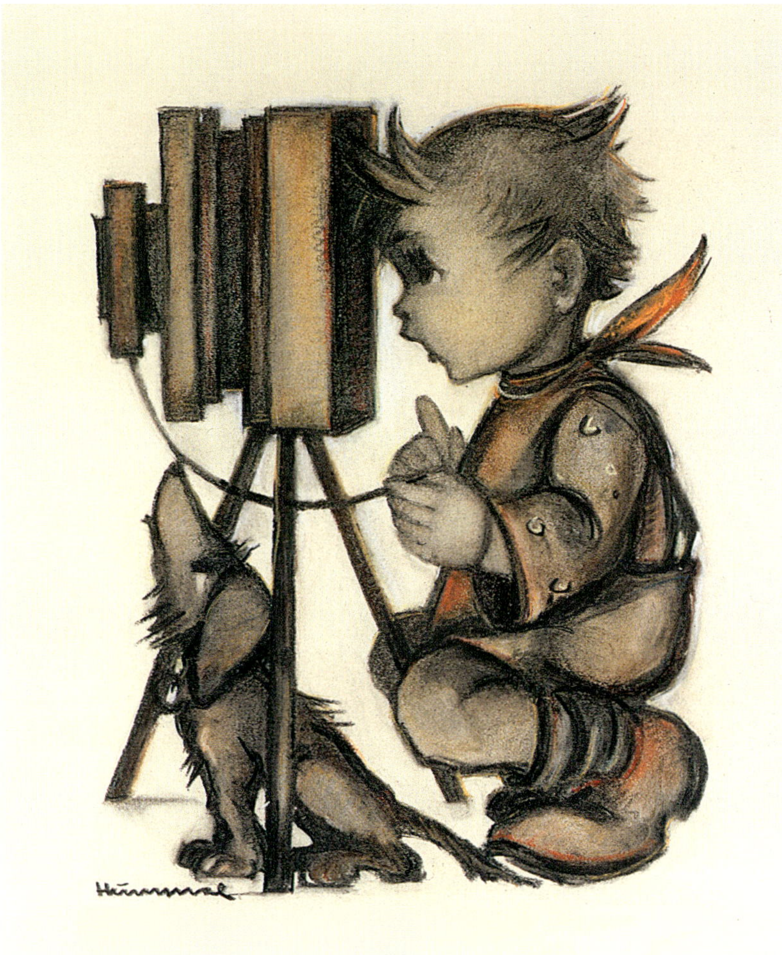

Bitte recht freundlich!
H 260

Richtig saß hier Heidi neben Klara
und las dieser eine Geschichte vor,
sichtlich mit dem größten Erstaunen
und mit einem wachsenden Eifer
in die neue Welt eindringend …

Johanna Spyri: Heidi

Kleine Hausfrauen und Jungs, die viel zu tun haben

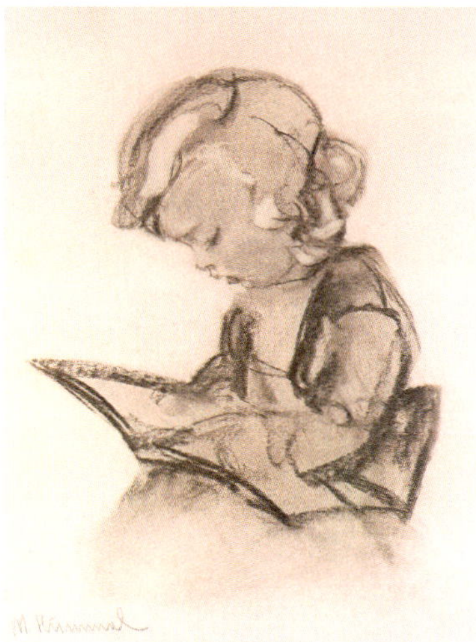

Kinder übernehmen
Aufgaben in der Welt

Spielend lernen Kinder, sich mit der Welt der Erwachsenen zu identifizieren. Manchmal können sie ungemein fleißig und wohlerzogen sein. Eifrig präsentieren sie sich in der Rolle Erwachsener, spenden für Arme oder schreiben höfliche Briefe an den Nikolaus, imitieren Arbeit oder übernehmen tatsächlich Aufgaben im täglichen Leben. Die Kinder auf dem Land, die Tiere versorgen, gehören hierher, aber es gibt unter den Hummel-Kindern auch eine Gruppe, die nicht bäuerlich gekleidet ist. Diese Kinder könnten genausogut in einer deutschen wie in einer amerikanischen Stadt leben.

Ein frühes und illustres Vorbild ist Goethes Gretchen, die von Kindesbeinen an den Haushalt führt. In der Mädchenerziehung spielte sie einst keine geringe Rolle als Vorbild. Aber erkennen wir nicht noch weitere Gestalten der Kinderliteratur des 19. und 20. Jahrhunderts? Heidi liest ganz vertieft in ihrem Buch, weiß sich aber auch in praktischen Dingen zu helfen. Der Freund des »Kleinen Lord« zeigt seine auf Hochglanz polierten Schuhe. Die dreijährigen Zwillinge Demi und Daisy aus Louisa M. Alcotts Roman »Kleine Frauen, gute Ehefrauen« könnten Pate gestanden haben für das Pärchen am Tisch: Daisy näht und besitzt eine winzige Küche. Demi lernt vom Großvater das Alphabet und verrät früh Genie als Ingenieur, indem er einen Fahrstuhl erfindet.

Heute fragt man sich, ob diese Kinder nicht ein bißchen zu brav sind, ob sie nicht schon ein bißchen zu sehr den Erwartungen der Erwachsenen entgegenkommen, die ihnen die Kindheit verkürzen.

Wer will fleißige Handwerker sehn,
der muß zu uns Kindern gehn….

Volkslied

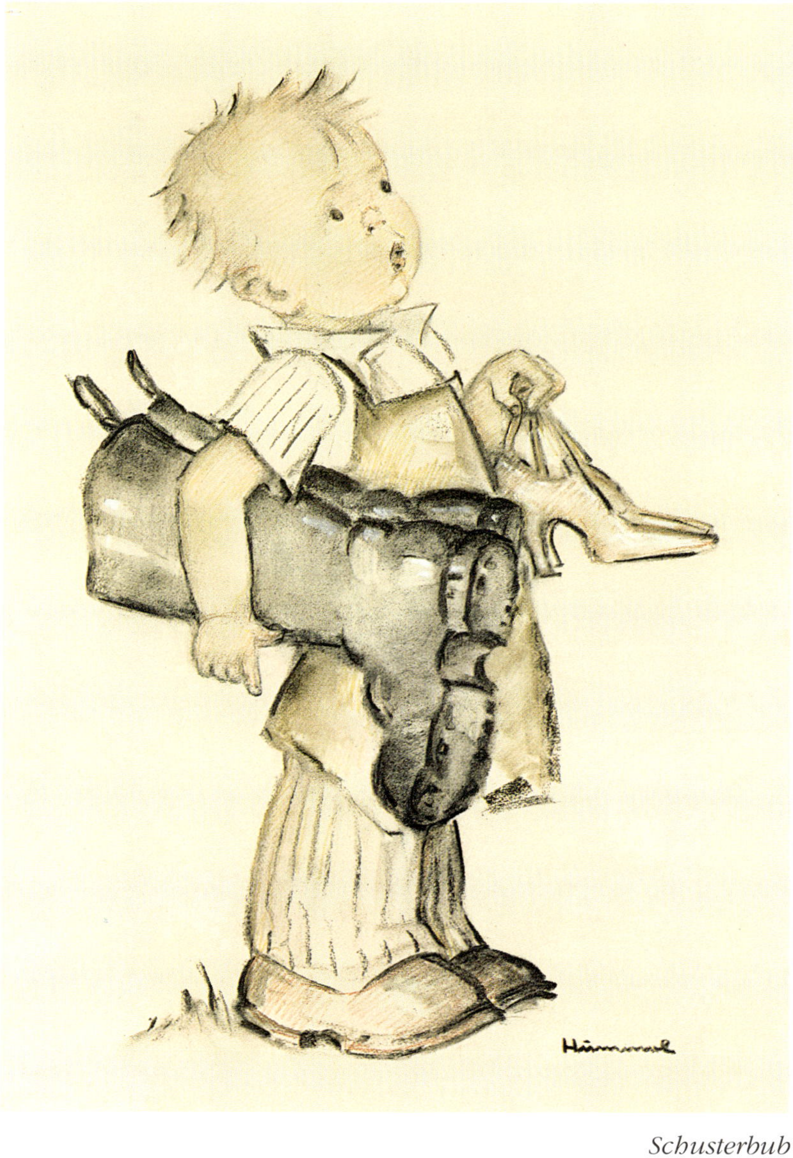

Schusterbub
H 255

Mit drei Jahren wollte Daisy »Nähsachen« haben!
Und wirklich brachte sie mit vier Stichen
eine Tasche zusammen.

Louisa M. Alcott: Kleine Frauen, gute Ehefrauen

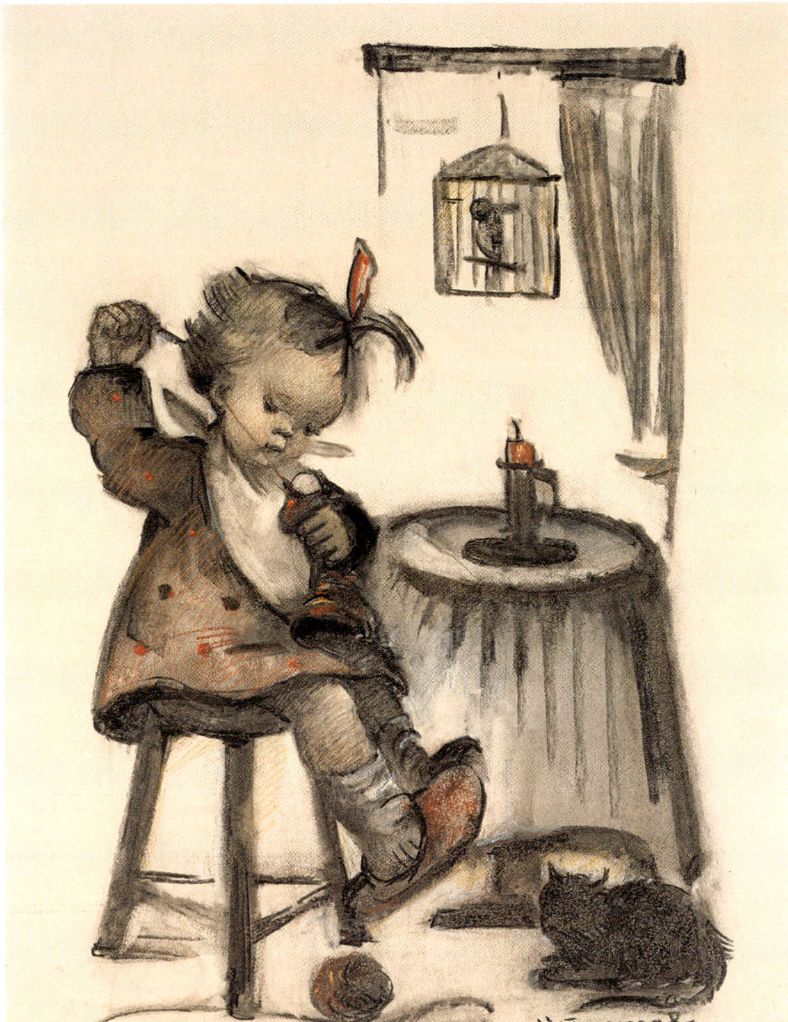

Mutters Stütze
H 201

Demi lernte lesen. Opa brachte es ihm mit einer neuen Methode bei, indem er die Buchstaben mit Armen und Beinen formte.

Louisa M. Alcott: Kleine Frauen, gute Ehefrauen

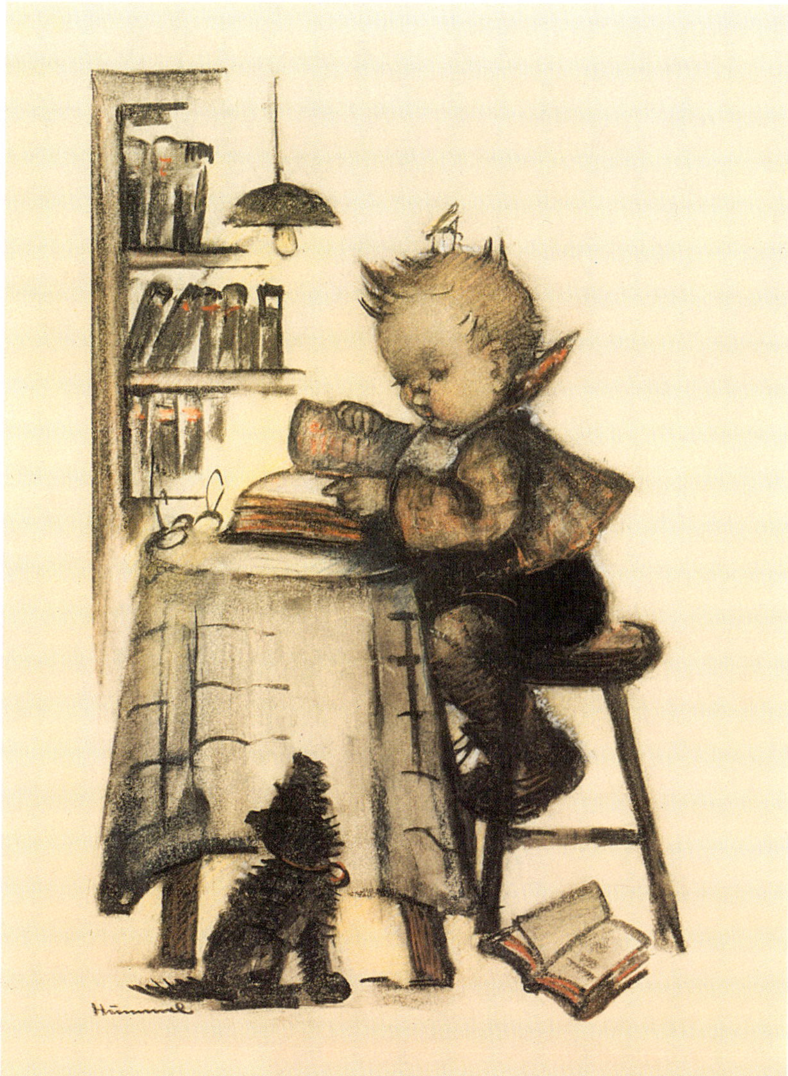

Stellvertretung
H 202

Sorgen, das sind schlimme Gäste, kleben zähe, sitzen feste.
Mußt ihnen nur hurtig den Rücken drehn;
wenn sie dich bei der Arbeit sehn,
bleibt ihnen nichts, als weiterzugehn.

Otto Julius Bierbaum

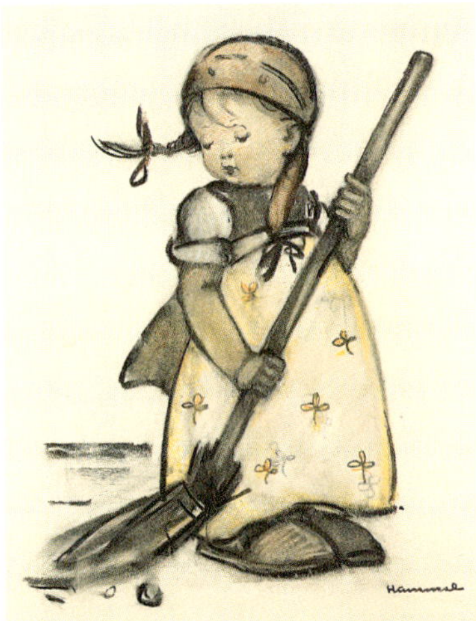

Ordnung muss sein!
H 234

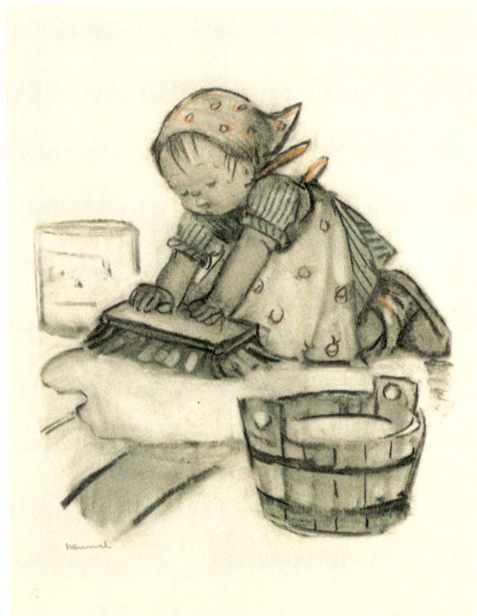

Der Grossputz
H 173

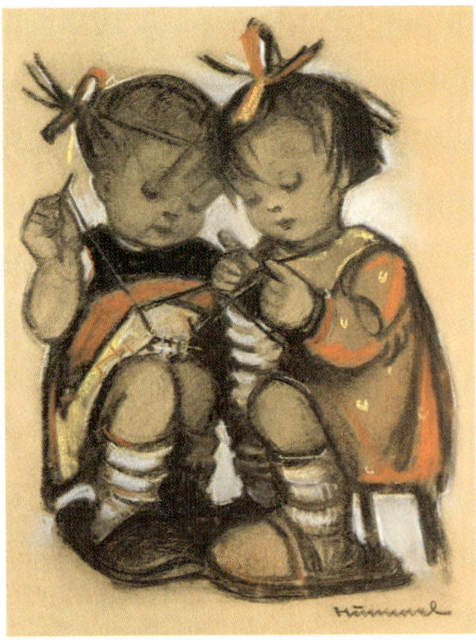

Früh übt sich
H 189

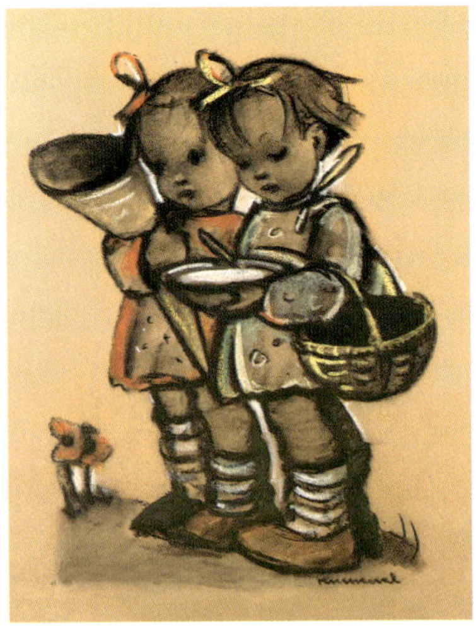

Für die Hungernden
H 188

Und früh am Tage schon am Waschtrog stehn,
Dann auf den Markt und an dem Herde sorgen,
Und immer fort wie heut so morgen.

Gretchen, in: Goethes Faust

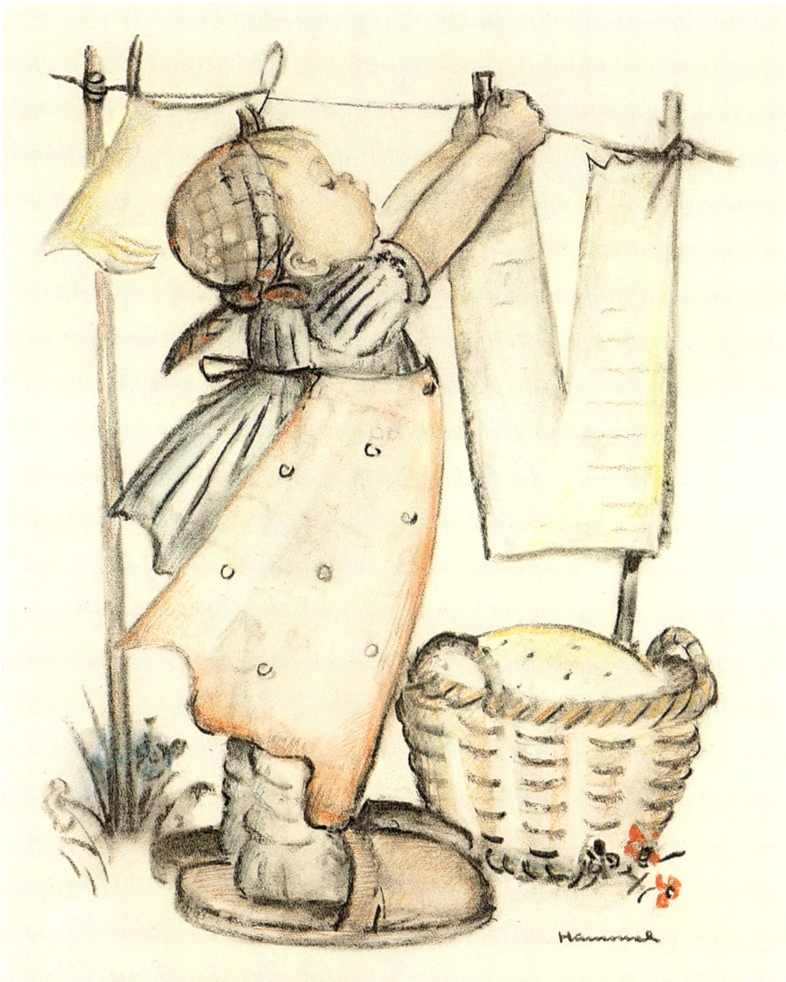

Grosse Wäsche
H 232

Kennst Du das Land,
wo die Kanonen blühn?
Du kennst es nicht?
Du wirst es kennenlernen!

Erich Kästner

Kopf hoch und schlucken

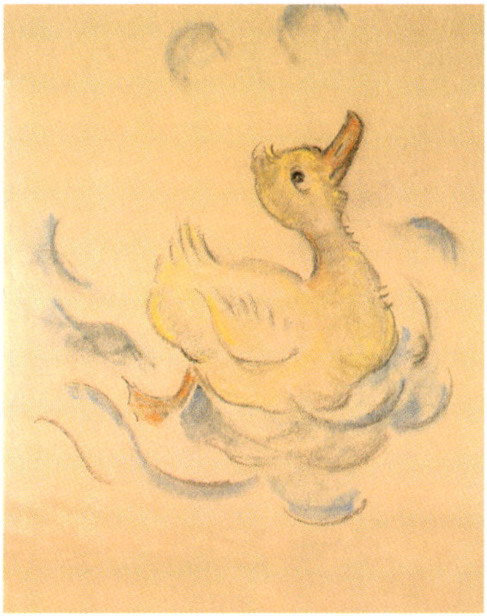

Karikaturen
und Kommentare zur Zeit

Angesichts ihrer meist heiter-idyllischen Szenen vergißt man allzu leicht, wie sensibel M. I. Hummel, die bereits als Studentin Betrunkene oder Klatschbasen im Stil der »Simplizissimus«-Karikaturen gezeichnet hatte, Schattenseiten ihrer Zeit kommentieren konnte. Die Künstlerin ahnte, wie die Nazi-Diktatoren regierten.

»Lieb Vaterland ...« brachte ihr Haßtiraden der Hitler-Presse ein, welche die »wasserköpfigen Wesen« attackierte. Dann schränkte man den Verkauf von Hummel-Werken in Deutschland ein. M. I. Hummel teilte das Schicksal von »entarteten Künstlern« und Dichtern, die man wie Erich Kästner mundtot machte. Als wieder einmal die Gestapo das Kloster durchsuchte, bewies sie ihren Galgenhumor und heftete die Zeichnung eines Entleins, das »Kopf hoch und schlucken« rät, an die Tür des Eßzimmers. Die Alternative zeigt das »Arrest«-Bild.

Hummel-Kinder entsprechen nie dem Herrenmenschen-Typ, der »hart wie Kruppstahl« und gut gekämmt wie »Hitlerjunge Quex« sein mußte. Rührend zerzaust, wie bei Kindern zu erwarten, passen die Gesichter in kein totalitäres Schema. Die Pausbacken-Figuren hingegen bleiben der Karikatur vorbehalten. Hier kritisiert M. I. Hummel Erwachsene: den politisch unreifen Hitleranhänger, den herzlosen Chef. Man vergleiche das Kindische im Wesen der Künstler-Karikaturen »Praktikus« und »Kritikus« mit der kindlichen Innigkeit der beiden mit Malen beschäftigten Mädchen. Doch der heulende Sänger, der Sterngucker, der die Zeichen der Zeit nicht zu deuten weiß, zeigen, welch verhältnismäßig milde Form der Kritik es ist, Erwachsene als Kinder zu zeichnen.

Nein, das »lieb Vaterland« mag nicht ruhig sein,
wenn man Dreckspatzen als Staatsjugend darstellt …
In den Reihen deutscher Künstler ist für solche kein Platz!

Kritik an Hummel in der Zeitschrift »Der SA-Mann« 1937

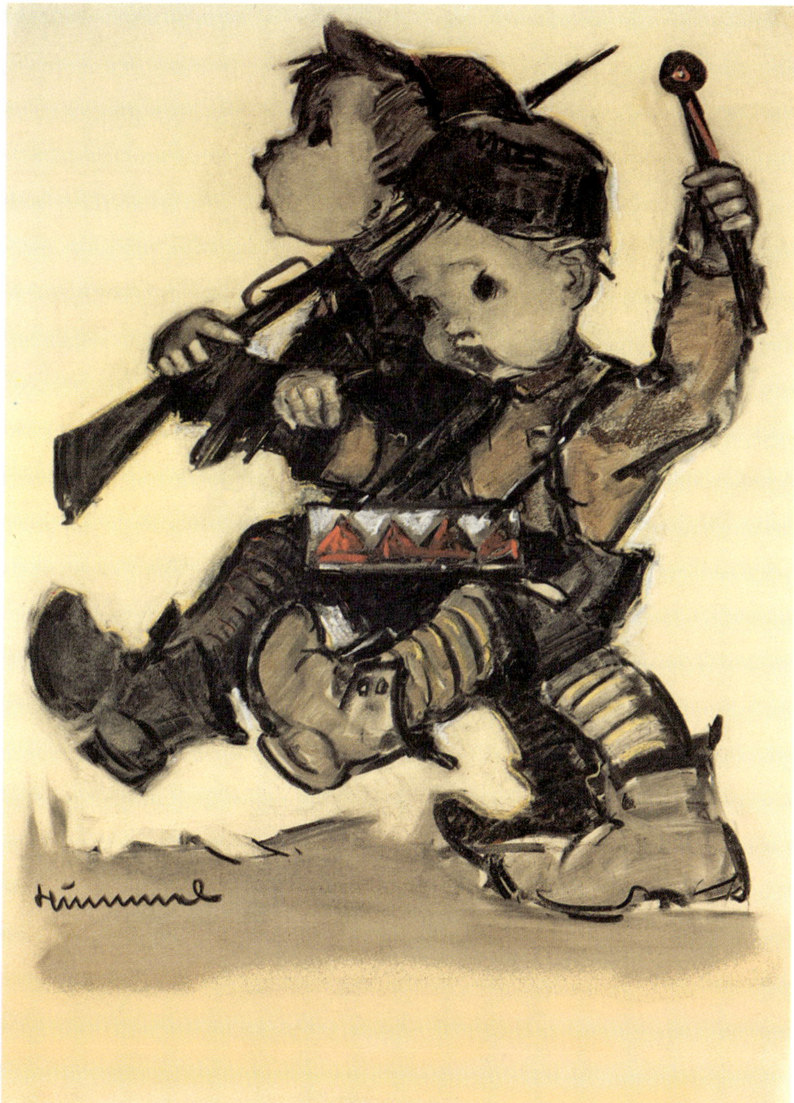

Lieb' Vaterland, magst ruhig sein!
H 655

Kennst Du das Land, wo die Kanonen blühn?
Du kennst es nicht? Du wirst es kennenlernen!
Dort stehn die Prokuristen stolz und kühn
in den Büros, als wären es Kasernen....

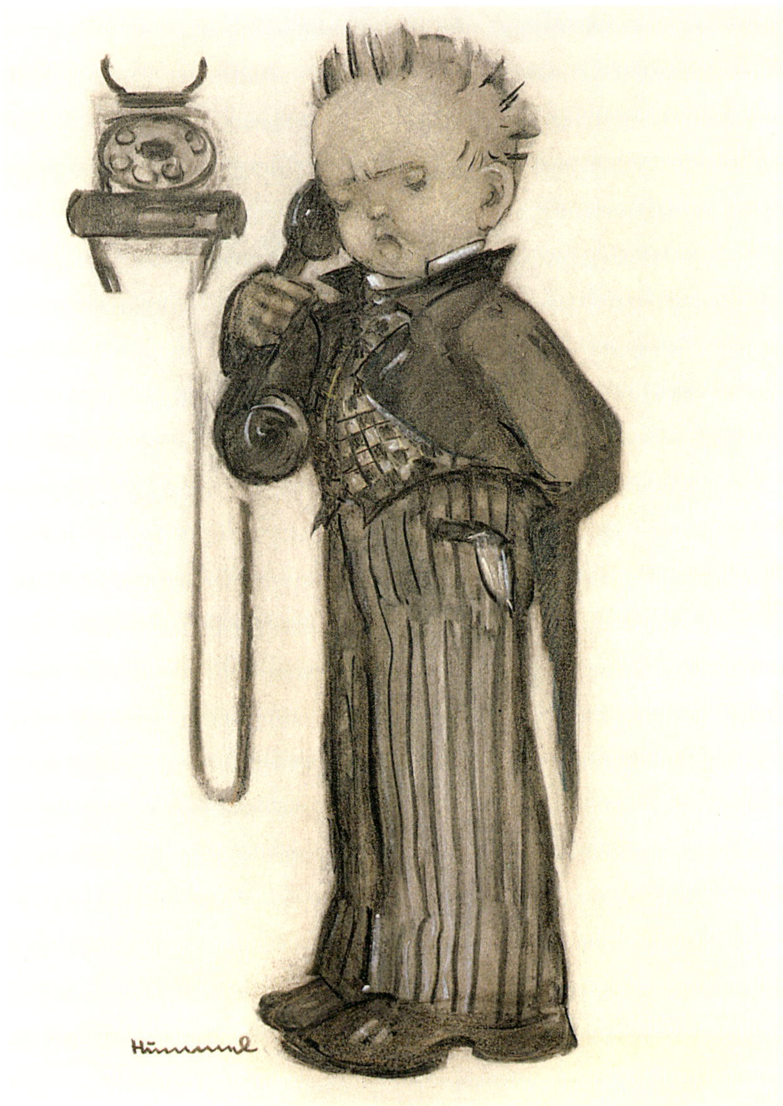

Der Chef
H 239

... Dort wachsen unterm Schlips Gefreitenknöpfe.
Und unsichtbare Helme trägt man dort.
Gesichter hat man dort, doch keine Köpfe.
Und wer zu Bett geht, pflanzt sich auch schon fort! ...

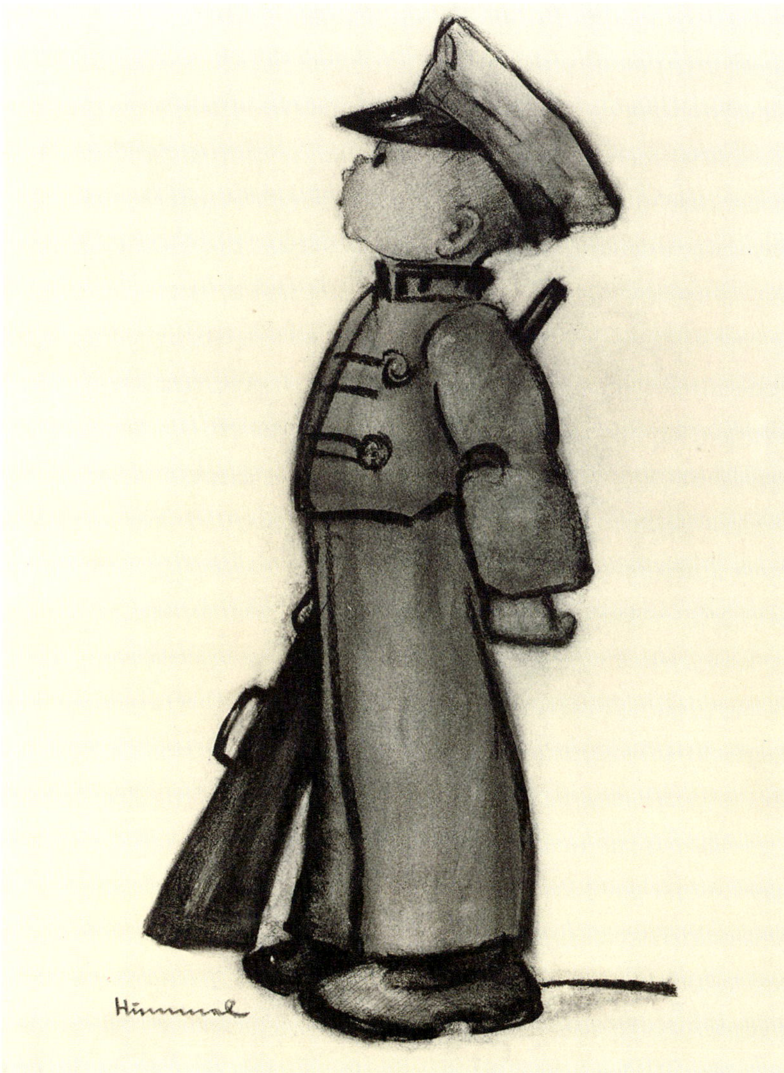

Zu Befehl, Herr Leutnant!
H 233

... Dort reift die Freiheit nicht. Dort bleibt sie grün.
Was man auch baut – es werden stets Kasernen.
Kennst Du das Land, wo die Kanonen blühn?
Du kennst es nicht? Du wirst es kennenlernen!

Erich Kästner: Kennst Du das Land ... (1928)

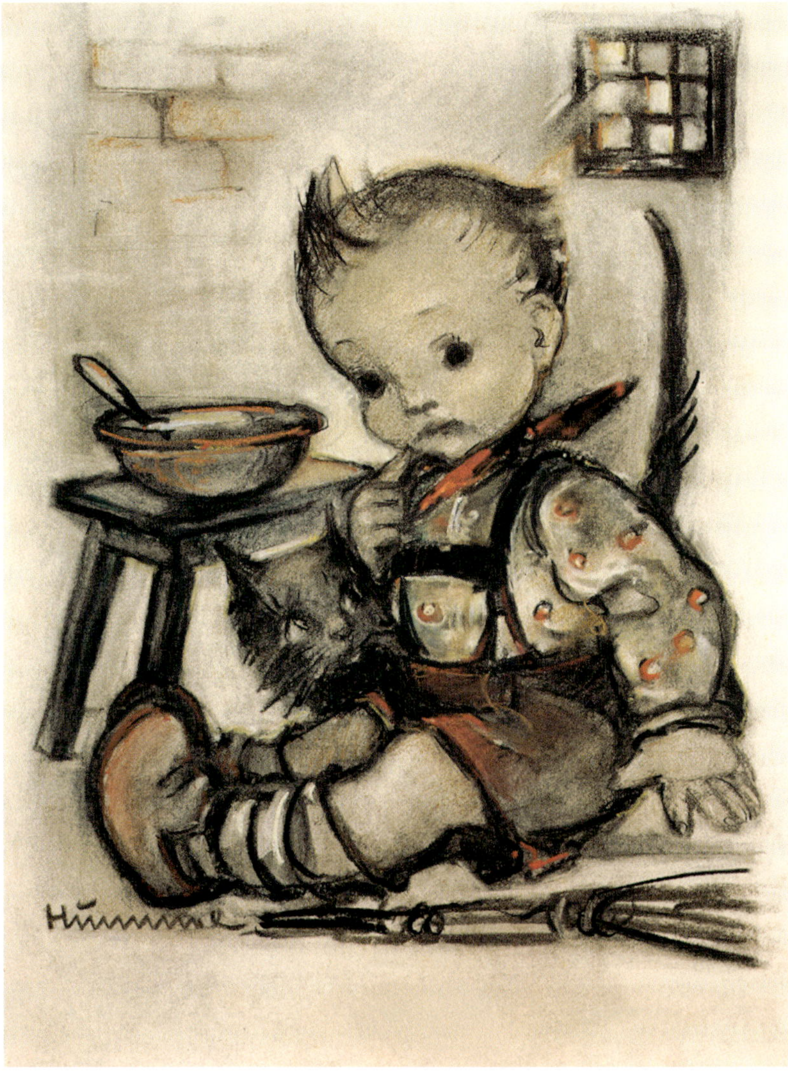

Arrest
H 200

... Noch immer räumt ihr dem Guten und Schönen
den leeren Platz überm Sofa ein.
Ihr wollt euch noch immer nicht dran gewöhnen,
gescheit und trotzdem tapfer zu sein. ...

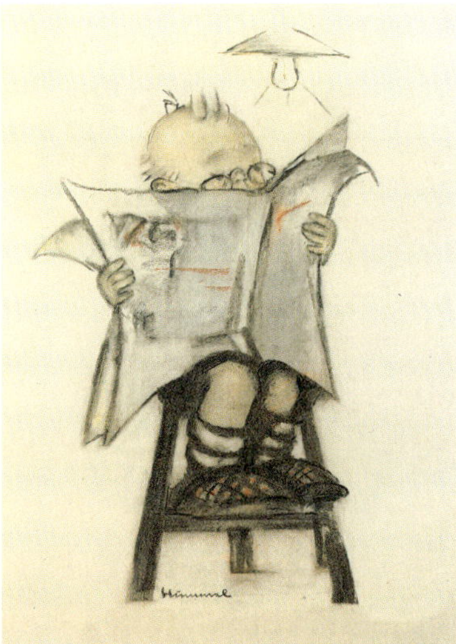

Das Allerneueste
H 245

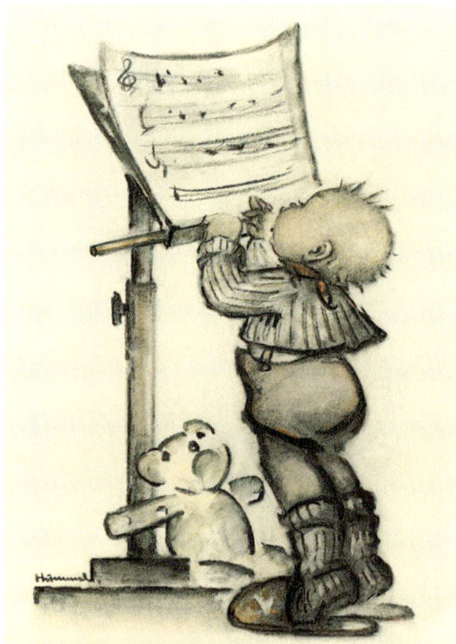

Morgenkonzert
H 247

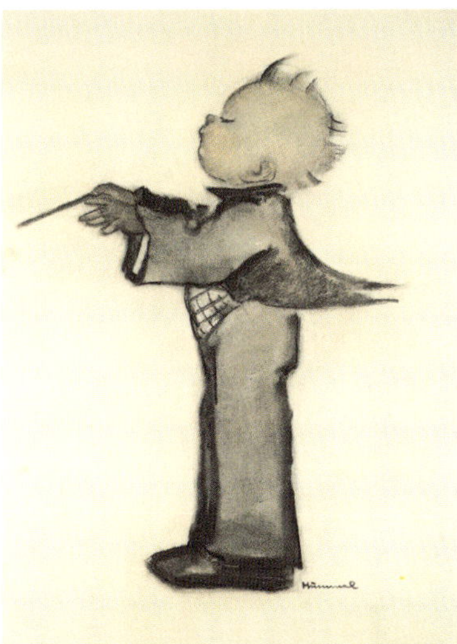

Der Dirigent/I
H 248

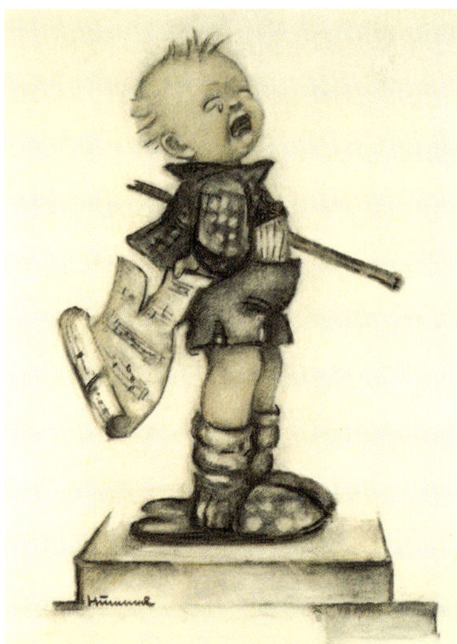

Das Ende vom Lied
H 249

... Ihr streut euch Zucker über die Schmerzen
und denkt, unter Zucker verschwänden sie.
Ihr baut schon wieder Balkons vor die Herzen
und nehmt die strampelnde Seele aufs Knie.

Erich Kästner: Und wo bleibt das Positive? (1930)

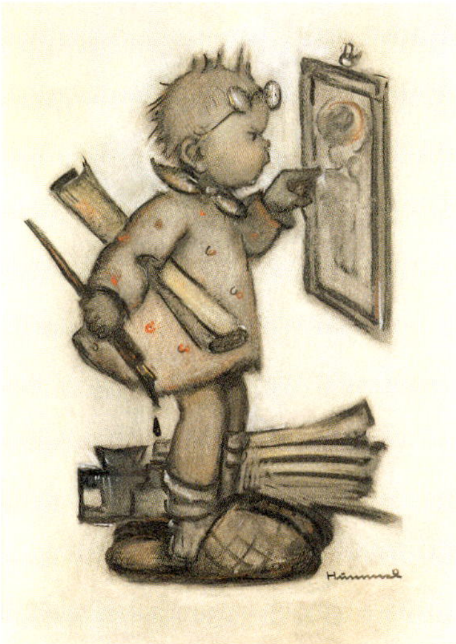

Der Kunstkritiker
H 252

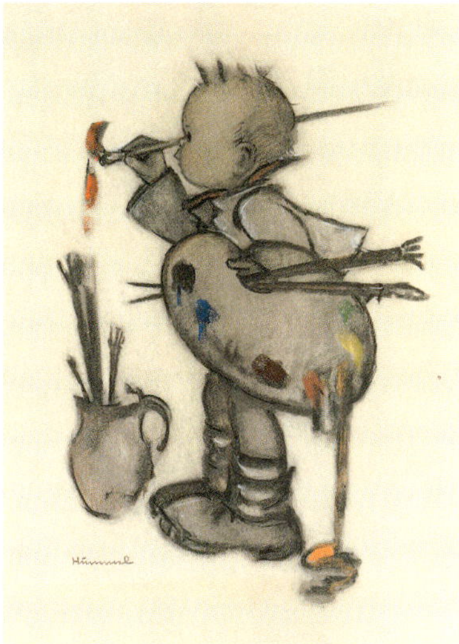

Der Kunstmaler
H 251

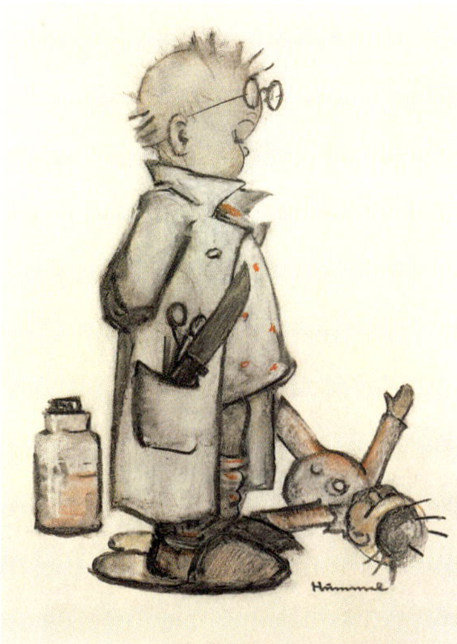

Schwieriger Fall
H 256

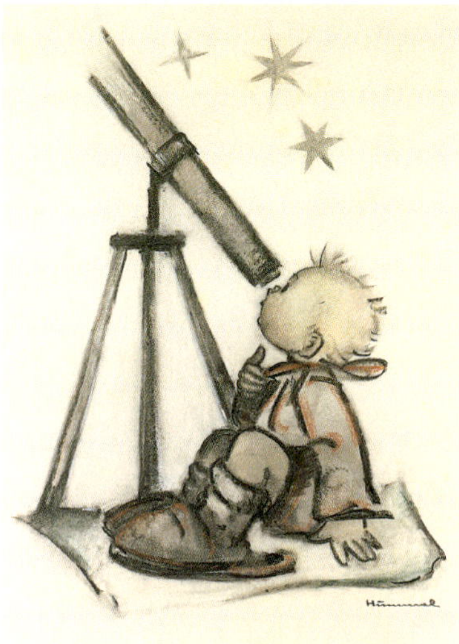

Der neue Stern
H 242

... Kennst Du das Land? Es könnte glücklich sein.
Es könnte glücklich sein und glücklich machen!
Dort gibt es Äcker, Kohle, Stahl und Stein
und Fleiß und Kraft und andre schöne Sachen ...

Erich Kästner: Kennst Du das Land... (1928)

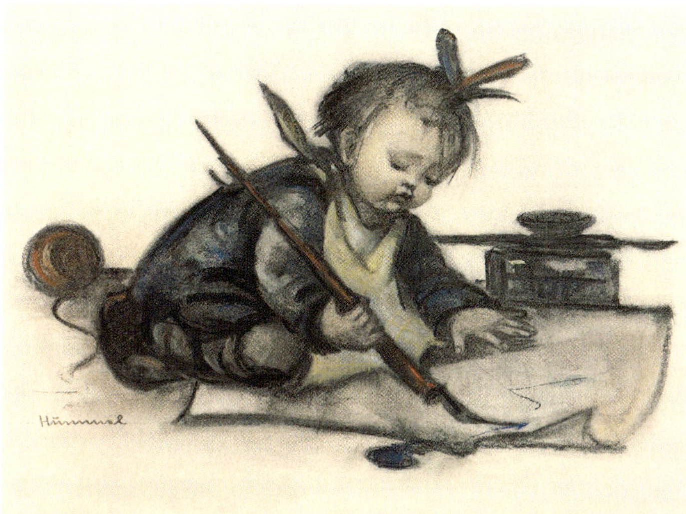

Ein lieber Gruss!
H 622

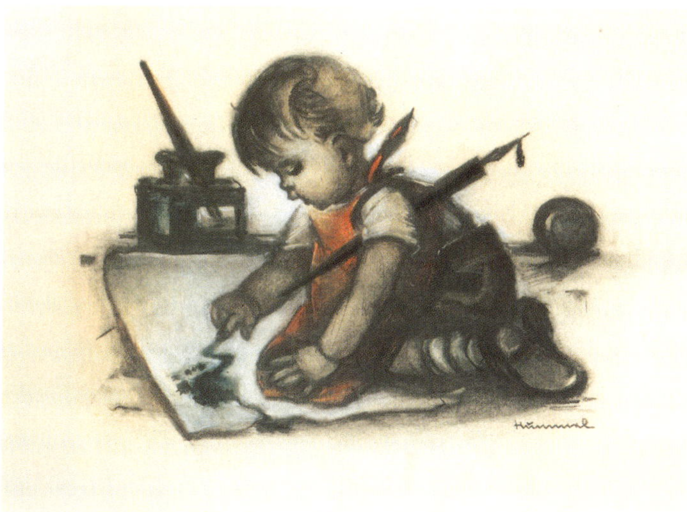

Ein dicker Gruss!
H 623

Und plötzlich war bei dem Engel ein großes himmlisches Heer, das Gott lobte und sprach: Ehre sei Gott in der Höhe, und auf Erden Friede den Menschen seiner Gnade.

Weihnachtsevangelium nach Lukas, Kap. 2, Vers 13-14

Wenn nur bald Friede wäre

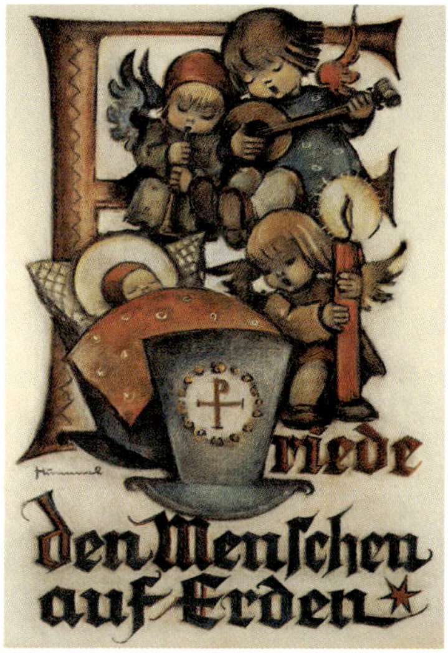

Abwandlungen altdeutscher
Schriftkunst und Emblematik

Meist ziehen die Figuren M. I. Hummels alle Aufmerksamkeit auf sich. Bei einer kleinen Gruppe von Bildern dominieren hingegen Schrift und Symbol. Was sie hier gestaltete, setzt in bester Weise die Tradition der mittelalterlichen Prachthandschriften mit ihren reich verzierten Initialen und die barocke Emblematik fort.

Die Serie enthält vorwiegend Weihnachts- und Neujahrsmotive. Den schwungvollen Initialen sind lebhafte Miniaturen eingefügt. Der Text ist dagegen in einer schlichten, schnörkellosen Schrift angelegt: »Ehre sei Gott in der Höhe und Friede den Menschen auf Erden ...«

Vor dem Hintergrund der NS-Herrschaft und des Weltkriegs gewinnt das Weihnachtsevangelium an Gewicht. Die Künstlerin verkündigt mittels ihrer Bilder die alte Botschaft: Friede allen Menschen auf Erden. Friede nicht nur den Deutschen, auch den Amerikanern, Franzosen, Briten, Japanern ... Mit der Rückbesinnung auf die Form erinnert die Künstlerin an eine Zeit, in der es um den Frieden besser gestanden haben mochte – es ist der Traum vom altdeutschen »goldenen Zeitalter«, den bereits die Romantiker träumten.

Ihr großes kunsthandwerkliches Können zeigt sich auch dort, wo sie die Initialkunst dem modernen Geschmack anpaßt und weltliche Motive gestaltet. Anstelle der Buchstaben bestimmt dann auch einmal ein Symbol wie das Herz Komposition und Inhalt.

Eine andere Serie orientiert sich an der Emblematik des Barock. Christkind und Engel werden als Licht- und Friedensbringer gemalt. Typisch für die Kunst dieser Epoche: Weltkugeln und Schriftbänder.

Wollst uns auch dies angehend Jahr
behüten vor Leid und Gefahr
und Krankheit, Tod und Kriegesnot
abwenden als ein gnädiger Gott.

Aus einem Neujahrsglückwunsch von 1612

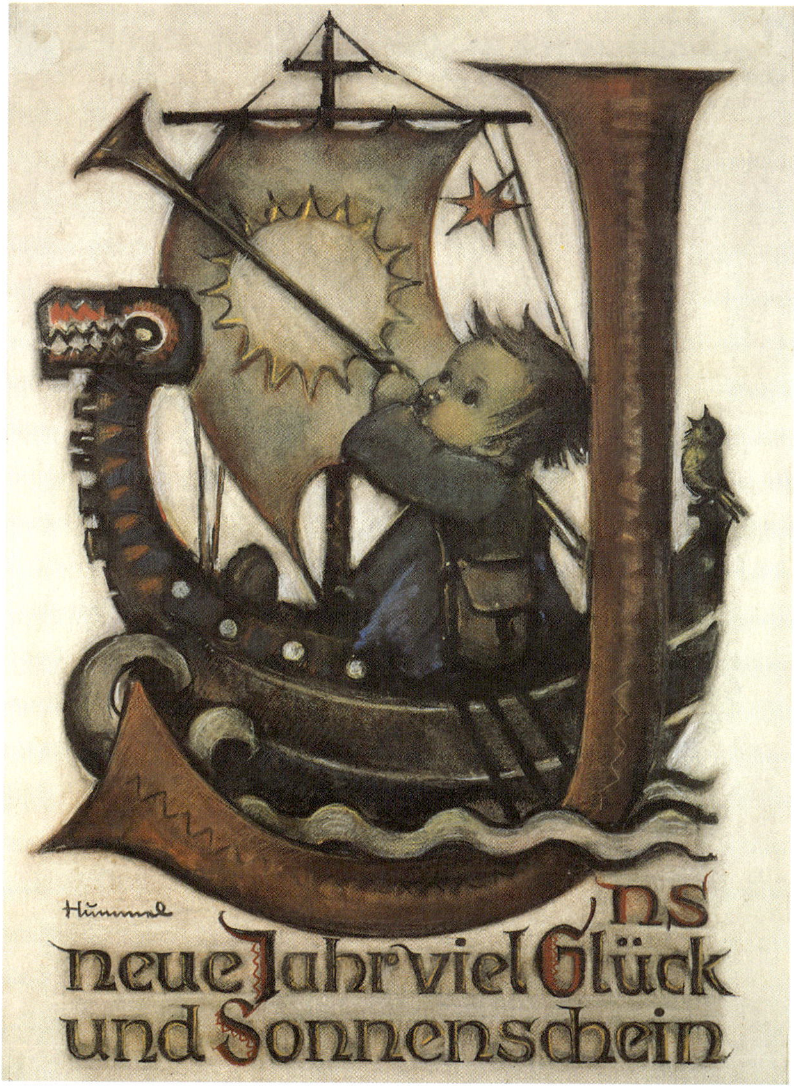

Ins neue Jahr viel Glück
H 488

O du fröhliche, o du selige
gnadenbringende Weihnachtszeit!
Welt ging verloren, Christ ward geboren:
Freue, freue dich, o Christenheit!

Johann Daniel Falk

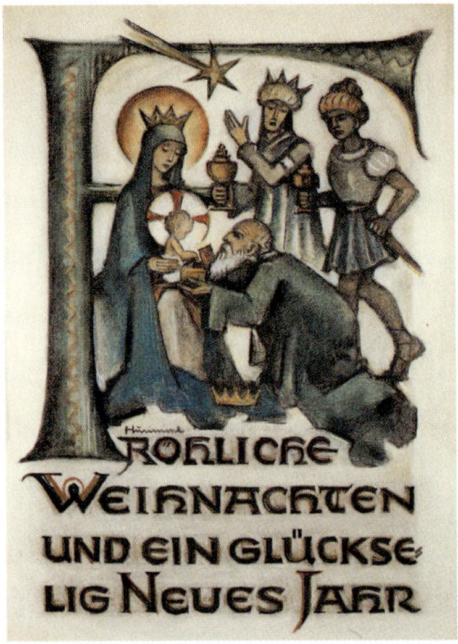
FRÖHLICHE
WEIHNACHTEN
UND EIN GLÜCKSE-
LIG NEUES JAHR

Fröhliche Weihnachten
H 483

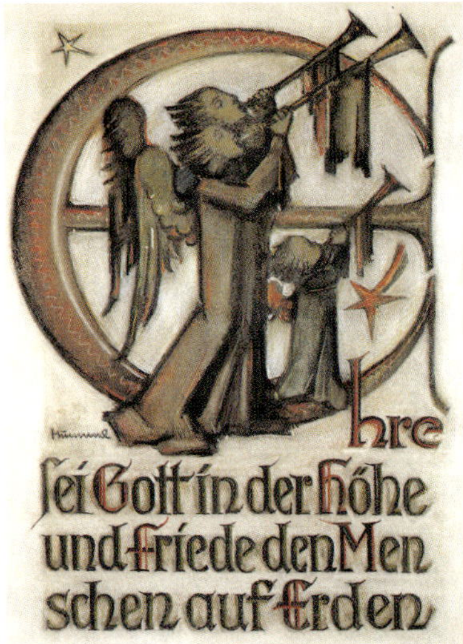
Ehre
sei Gott in der Höhe
und Friede den Men
schen auf Erden

Ehre sei Gott in der Höhe
H 485

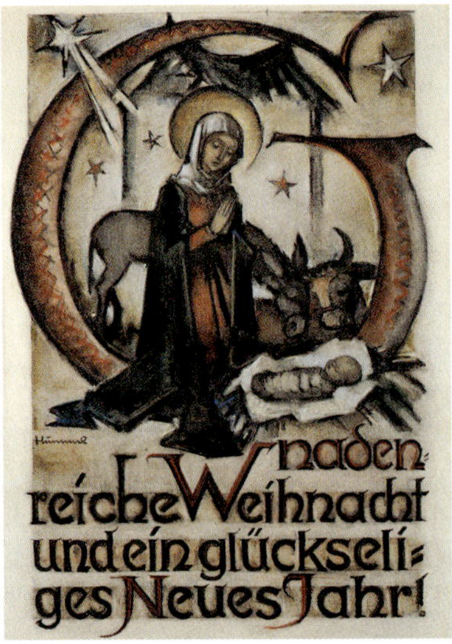
Gnaden-
reiche Weihnacht
und ein glückseli-
ges Neues Jahr!

Gnadenreiche Weihnacht
H 493

Morgen, Kinder, wird's was geben,
Morgen werden wir uns freu'n!
Welch ein Jubel, welch ein Leben
Wird in unserm Hause sein!

Weihnachtslied

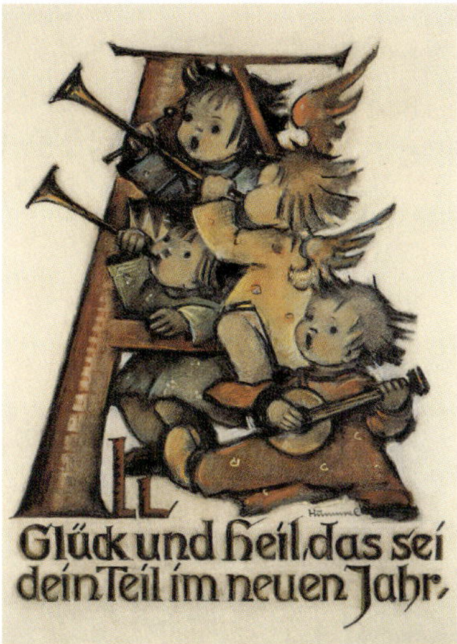
LL
Glück und heil, das sei
dein Teil im neuen Jahr.

All Glück und Heil
H 484

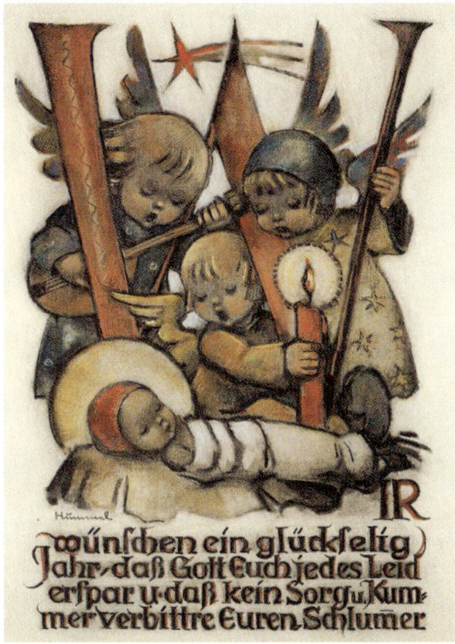
IR
wünſchen ein glückſelig
Jahr, daß Gott Euch jedes Leid
erſpar u. daß kein Sorg u. Kum-
mer verbittre Euren Schlumer

Wir wünschen ein glückselig Jahr
H 487

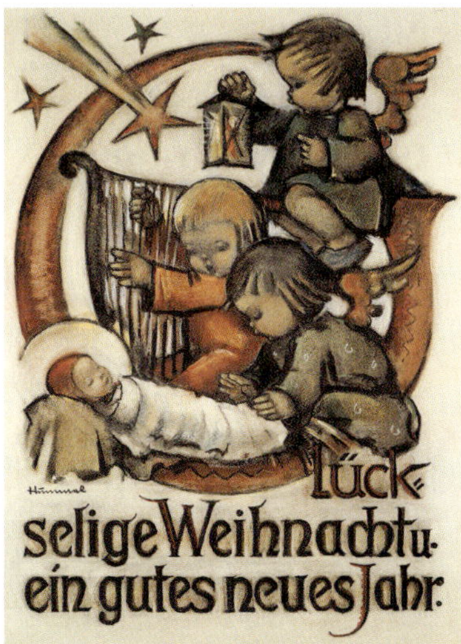
LÜCK
selige Weihnacht u.
ein gutes neues Jahr.

Glückselige Weihnacht
H 486

Mag einer singen oder klagen,
ein jeder hat sein Sach zu tragen.
Drum schreit zufrieden immerdar
mit deinem Sack ins neue Jahr.

Neujahrsspruch

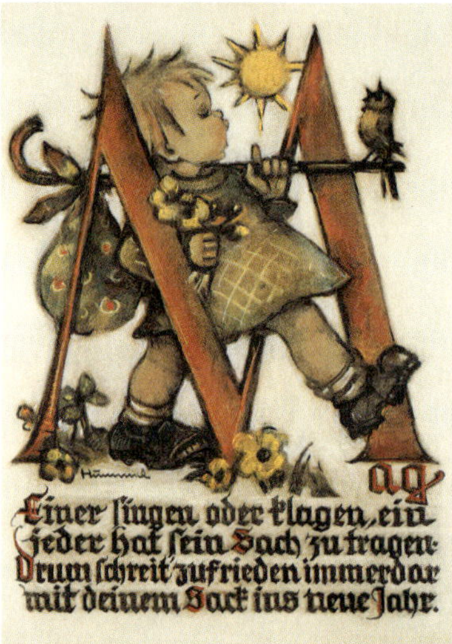

Mag einer singen oder klagen
H 495

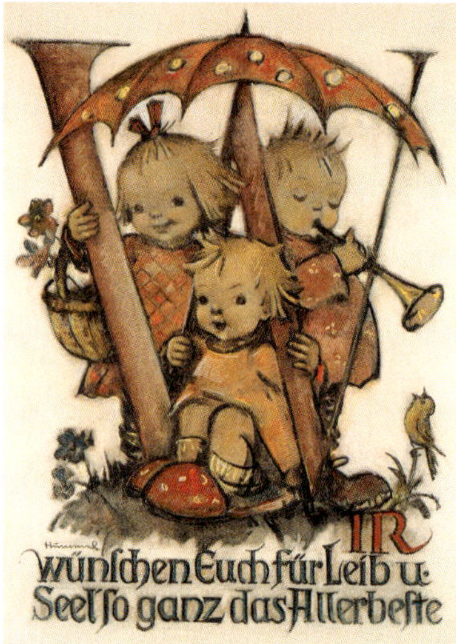

Wir wünschen Euch für Leib und Seel'
H 489

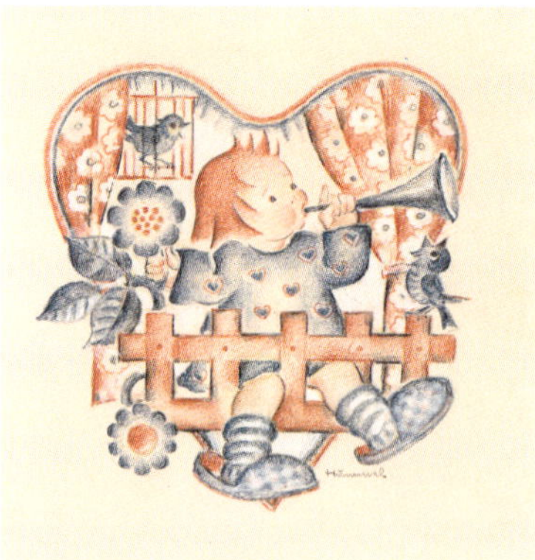

Viel Glück!/III
H 331

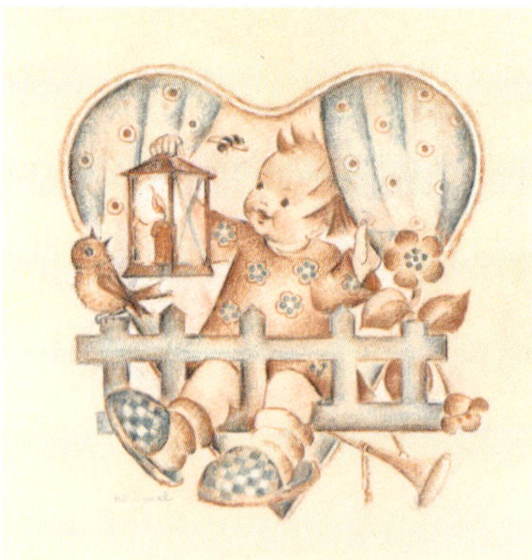

Viel Glück!/IV
H 332

Hosianna! Freuet Euch!
Jauchzet! Jauchzet alle Zeit.

Weihnachtshymne

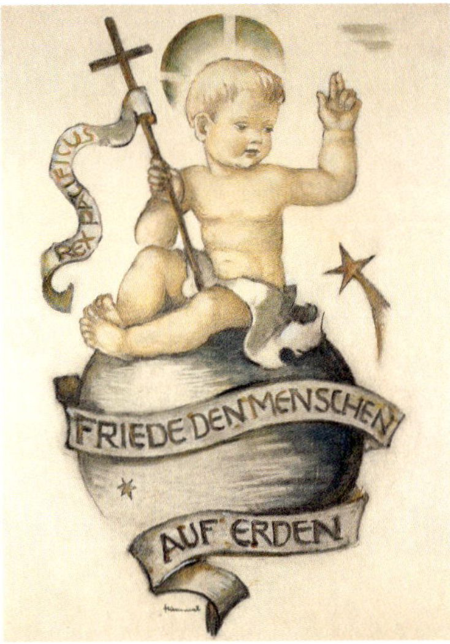

Friede den Menschen
H 482

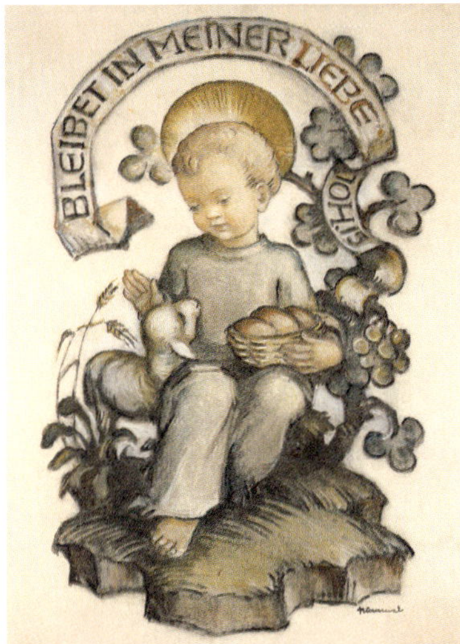

Bleibet in meiner Liebe
H 680

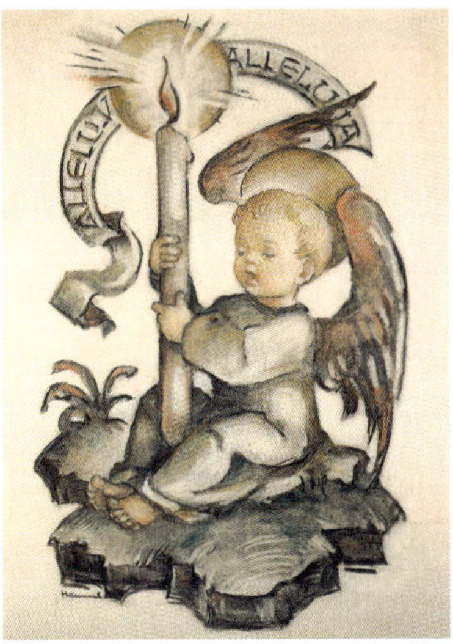

Alleluja Engel
H 475

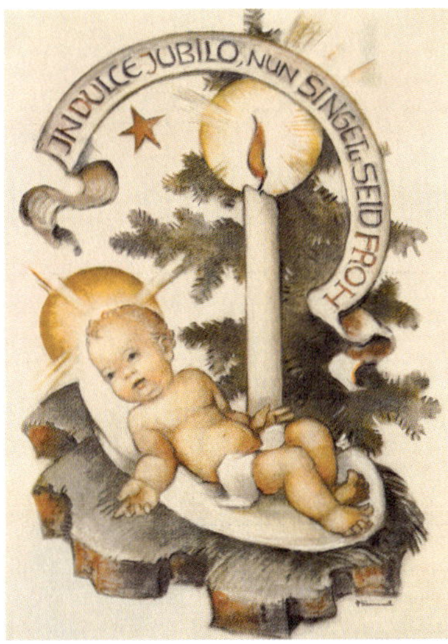

In dulce jubilo
H 481

Sei gelobt, mein Herr,
mit all Deinen Geschöpfen,
Besonders mit meiner Schwester
Sonne, welche ist der Tag,
und Du erleuchtest uns durch sie.
Und sie ist schön und strahlt
mit großem Glanz.

Franz von Assisi

Die Mutter und das göttliche Kind

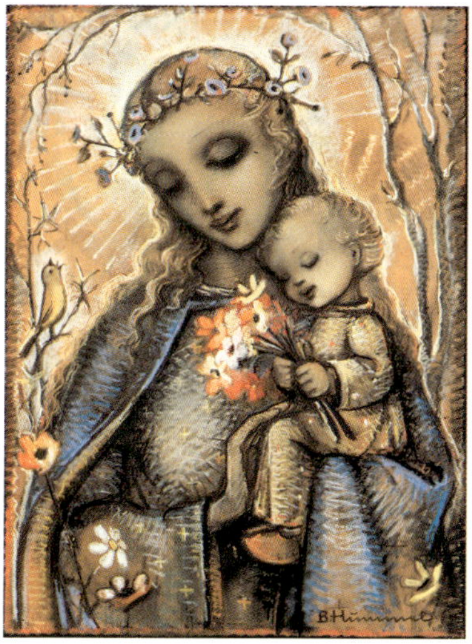

Christliche Motive

Zu den ältesten Kinderdarstellungen der abendländischen Kunst gehört das Christuskind. Oft, wie bei Dürer oder da Vinci, sind nackte Kleinkinder in der natürlichsten Haltung abgebildet. Das »Kind in der Windel« fehlt bei M. I. Hummel nicht, doch folgte sie öfter auch Vorbildern wie Murillos »Heiliger Familie«, die den etwa dreijährigen, bekleideten Jesus mit einem Vögelchen zeigen. Auf dem Bild von 1932/33 entspricht die Kopfform Jesu denen gleichzeitig entstandener Kinder und Engel. Spätere religiöse Bilder stellen bewußt Distanz dazu her. Der Vorwurf des »Kitschs«, mit dem Kritiker die Postkarten abwerteten, sollte das göttliche Kind auf keinen Fall treffen. Die Physiognomie Jesu wurde vielmehr ganz dem jeweiligen klassischen Stil angepaßt.

Die Gottesmutter Maria erscheint bei M. I. Hummel teils als mädchenhafte Mutter mit Kind, die sich wenig von anderen jungen Müttern unterscheidet, teils als strahlende Himmelskönigin und mächtige Schutzmantelmadonna. Die Künstlerin orientiert sich hierbei an den verschiedensten Stilen und Traditionen: den »schönen Madonnen« der Spätgotik, Dürers Weihnachtsdarstellungen, den Frauenköpfen der Präraffaeliten, den orthodoxen Ikonen, bei denen das Gold der Heiligenscheine besonders prachtvoll leuchtet.

Im übrigen existiert ein eigener Typ des »frommen« Hummel-Kindes. Wegkreuze und Kapellen, im katholischen Bayern überall zu finden, gewähren ihm ebenso leicht die Möglichkeit zu Andacht und Besinnung wie Gottes Schöpfung, die alpenländische Natur.

Maria, Himmelskönigin,
der Engel hohe Herrscherin,
o Wurzel, der das Heil entsprießt,
du Tor des Lichtes, sei gegrüßt.

Rottenburger Gesangbuch (1867)

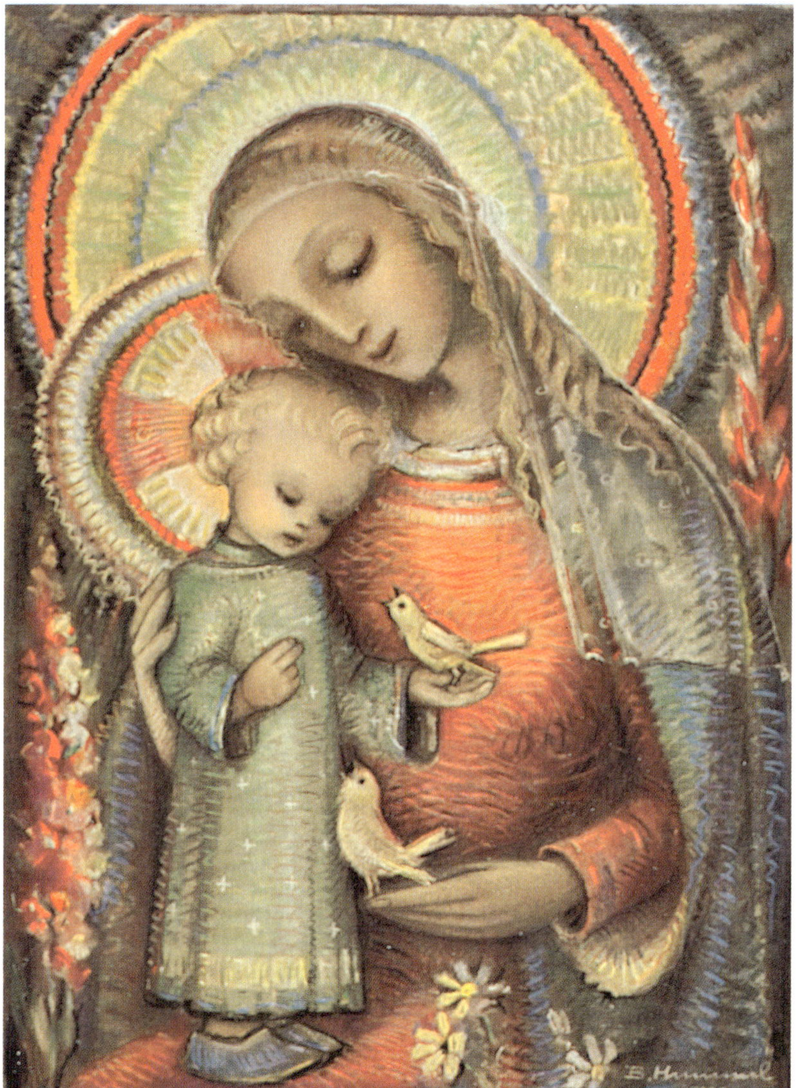

Liebreich holdseligste
H 539

Du strahlst im Glanz der Sonne,
Maria hell und rein,
von deinem lieben Sohne
kommt all das Leuchten dein….

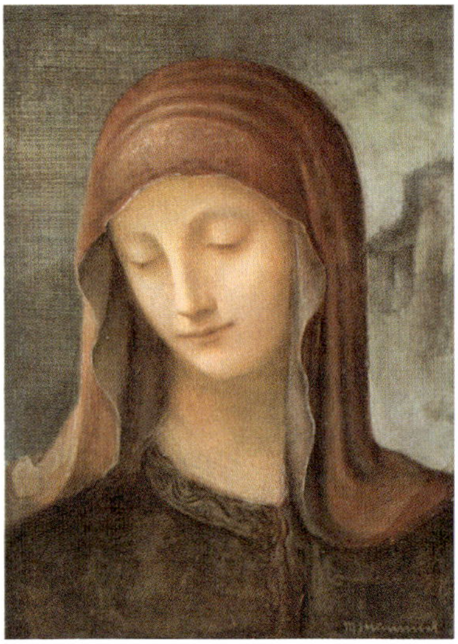

Magd Gottes
H 523

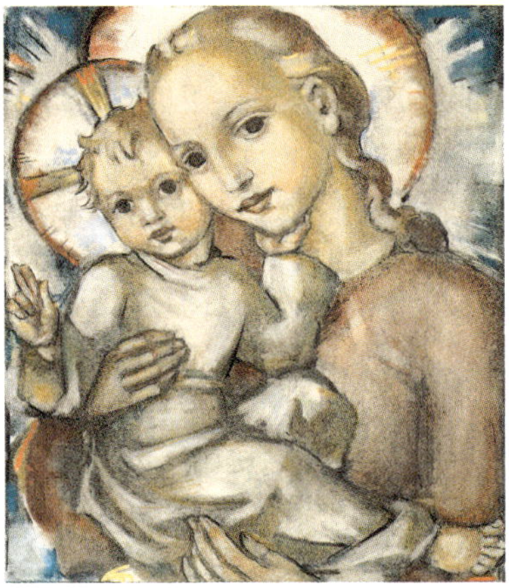

Mutter Christi
H 527

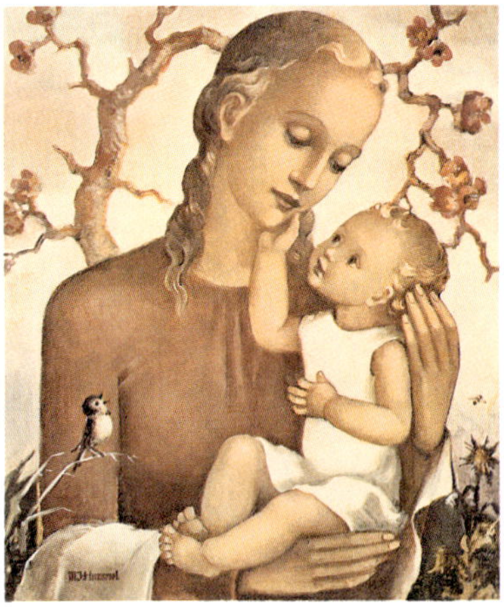

Maria, Mutter, reine Maid!
H 524

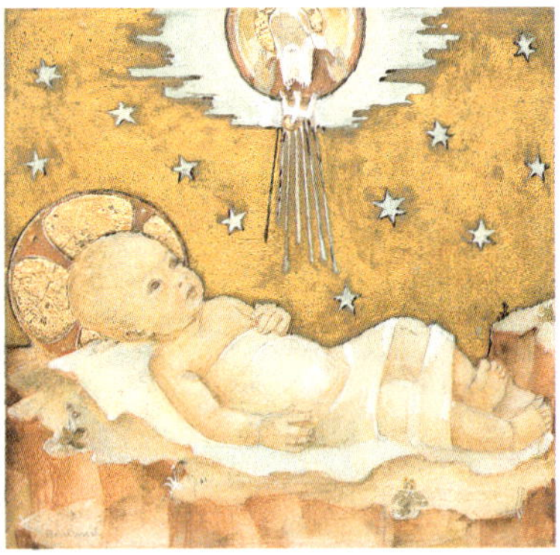

Krippenkind
H 471

... O eilet sie zu schauen,
die schönste aller Frauen,
die Freude aller Welt.

Nach Johann Khuen (1638)

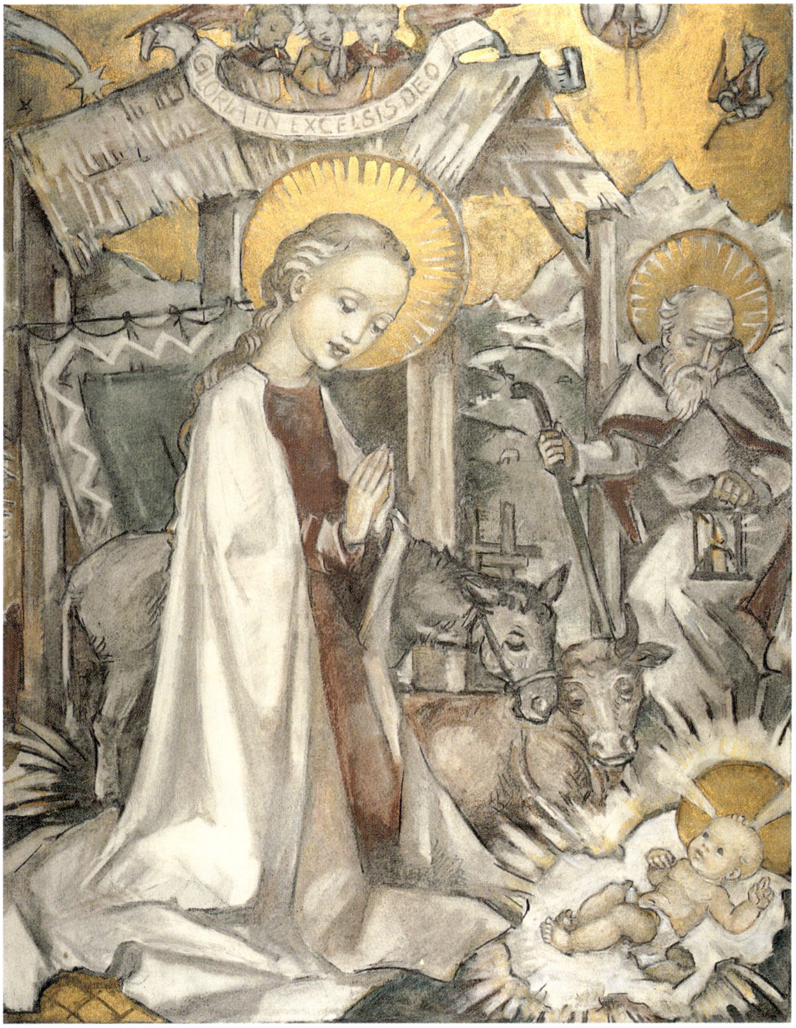

Christ ist geboren
H 543

Maria, breit den Mantel aus,
Mach Schirm und Schild für uns daraus....

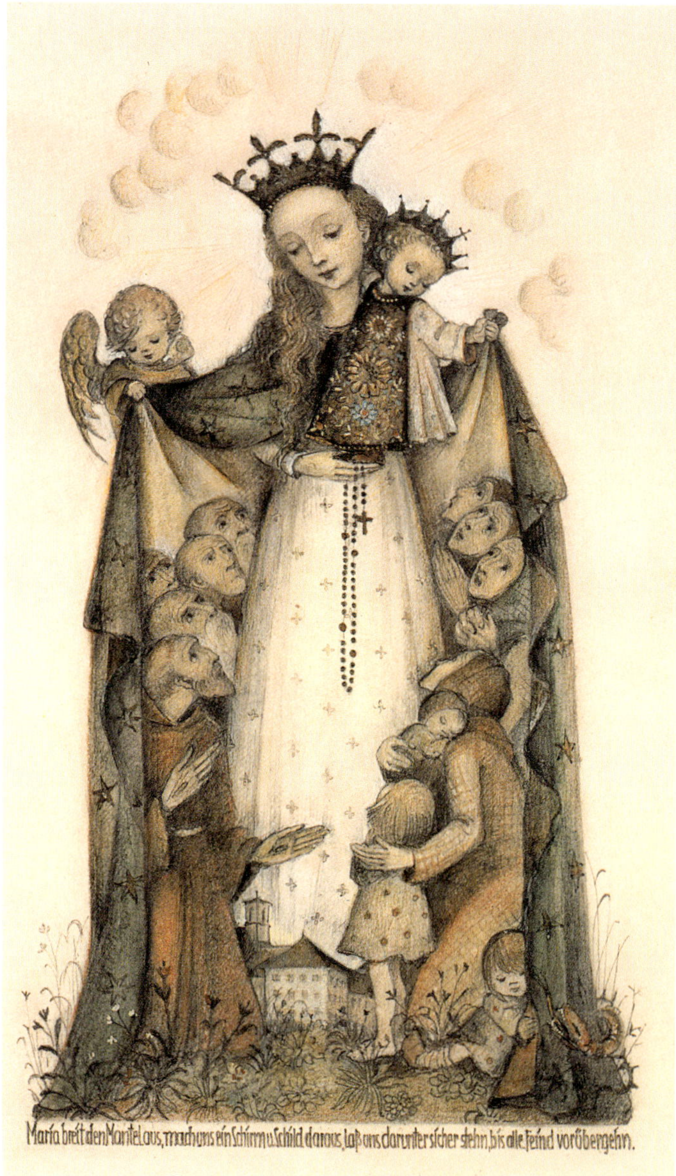
Maria breit den Mantel aus, mach uns ein Schirm u. Schild daraus, laß uns darunter sicher stehn, bis alle Feind vorübergehn.

Maria breit' den Mantel aus!
H 531

... Laß uns darunter sicher steh'n
bis alle Stürm vorübergeh'n.

Kirchenlied, Innsbruck (1640)

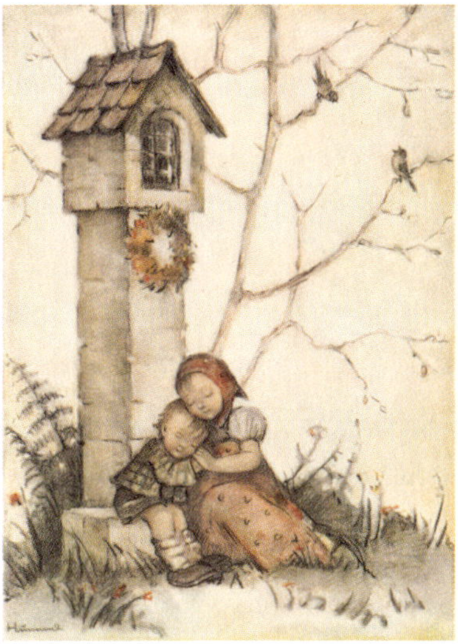

Kleine Rast
H 278

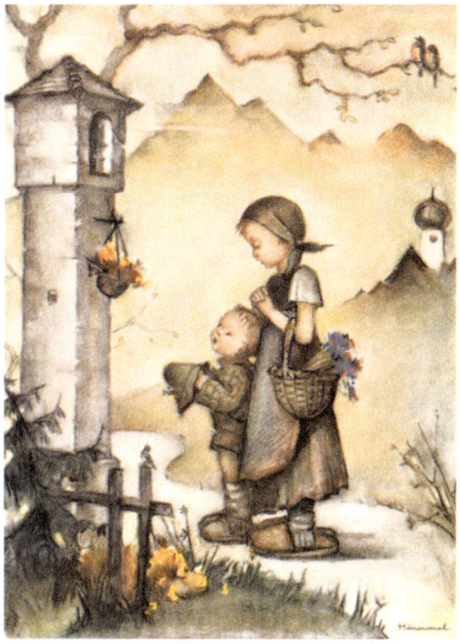

Abendläuten
H 276

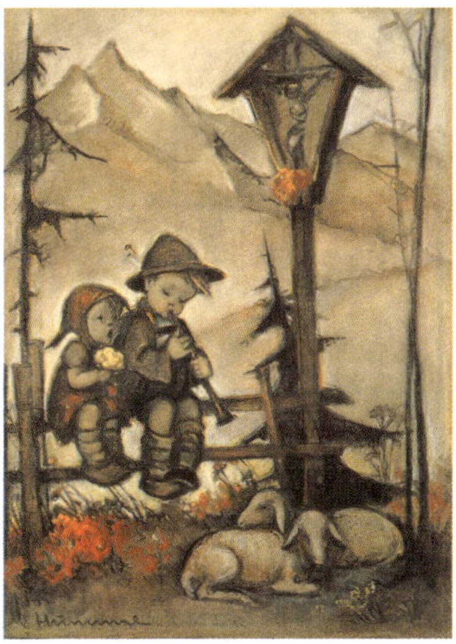

Hirtenlied/I
H 383

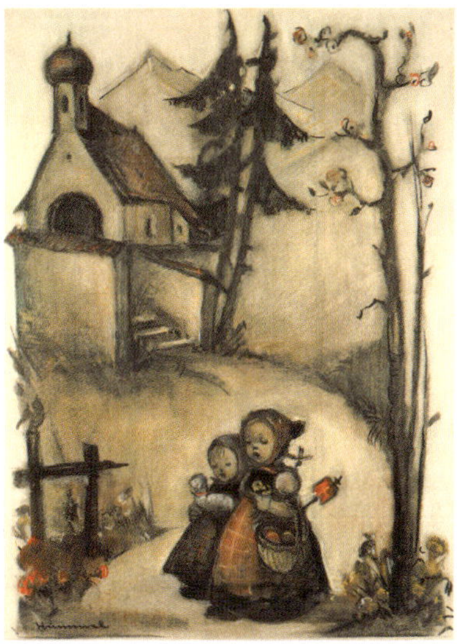

Osterkirchgang
H 377

Nimm von meiner Brust den Stein.
Laß mich, Engel, nicht allein.
Wenn mich alle Liebe läßt,
Engel, halte du mich fest.

Werner Bergengruen

Von starken Armen beschützt

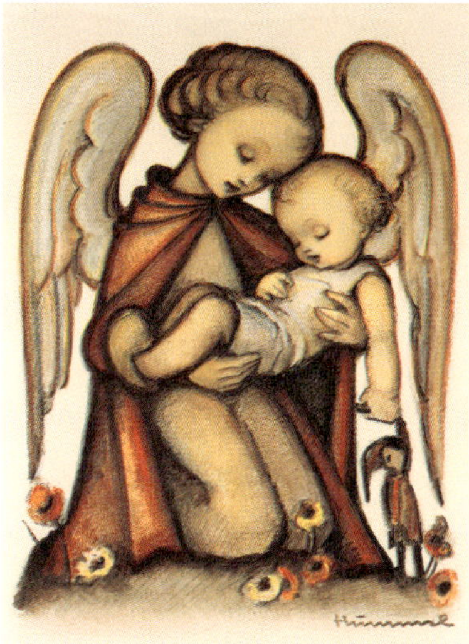

Engel am Himmel
und auf Erden

In der Kunst ist es Tradition, Engel als Kinder darzustellen: zahlreiche Putti bevölkern die katholischen Kirchen des Barock und Rokoko und sind zu Lieblingsfiguren des Volksglaubens geworden. Umgekehrt wurde auch die Kinderdarstellung von solchen Putti geprägt. Im Kloster Sießen gab es dank der Brüder Zimmermann besonders fröhliche, die zwischen Stuckvorhängen Versteck spielen wie Kinder, die gefunden werden möchten. Besaß M. I. Hummel auch einen Band mit Gemälden Fra Angelicos, den sie als Künstler überaus verehrte, so stehen ihre Engel und ihre Kinder diesen Putti doch näher.
Was bei M. I. Hummel ein Kind, was ein Engel ist, entscheidet sich oft nur an den Flügeln. Kopf- und Körperform, Sangesfreude und Liebe zum Tier sind identisch. Im Gegensatz zum göttlichen Christusknaben muß die Künstlerin hier nicht künstlich Distanz zum Kind erzeugen. Der Engel steht dieser Welt so nahe wie dem göttlichen Bereich: Angelus heißt Bote, und um mit seiner Botschaft den Menschen zu erreichen, darf er sich manchmal populärer verkleiden.
Werden Kind und Engel zusammen dargestellt, so ist der Engel häufig größer; er soll und kann das Kind beschützen. Bei den Engeln der Bibel gehört das zu den Hauptaufgaben. Raphael geleitete Tobias, und selbst der Apostel Petrus wird von einem Engel aus dem Gefängnis entführt. Wichtige Aufgaben der Engel sind es auch, Menschen mit dem Licht ihrer Laternen auf den richtigen Weg zu leuchten oder im himmlischen Orchester zu musizieren. Die Vielfalt der Instrumente deutet den Einfluß Fra Angelicos an.

Herr, Du hast uns Kinder lieb.
Jedem hast Du in das Leben
einen Engel mitgegeben....

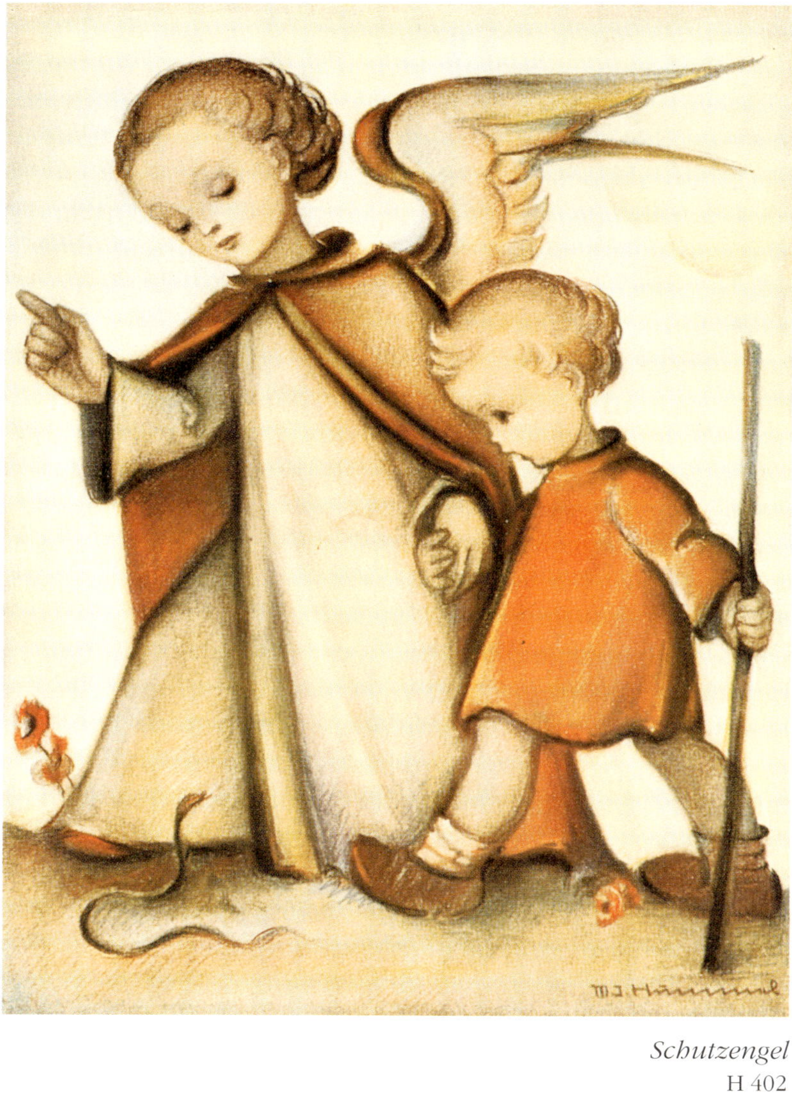

Schutzengel
H 402

Er lehrt mich denken und verstehen,
wird mit mir zur Schule gehen,
hilft mir lesen, hilft mir schreiben.
Immer wird er bei mir bleiben.

Aus: Hummel, Sonntagsbüchlein

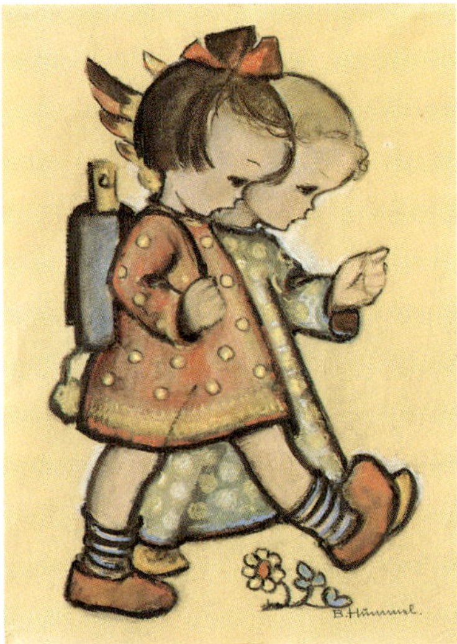

Auf dem Schulweg
H 701

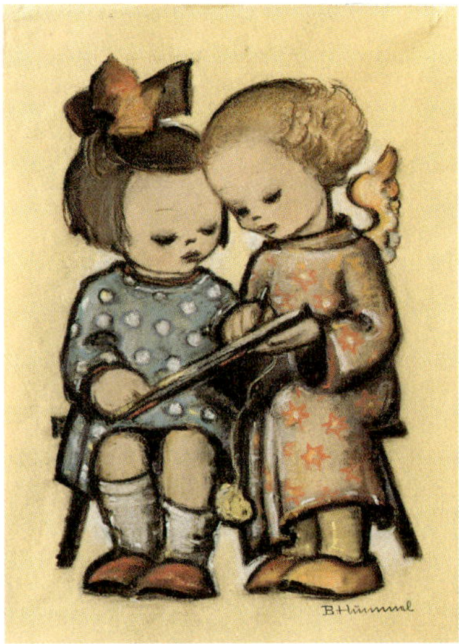

Beim Lernen
H 702

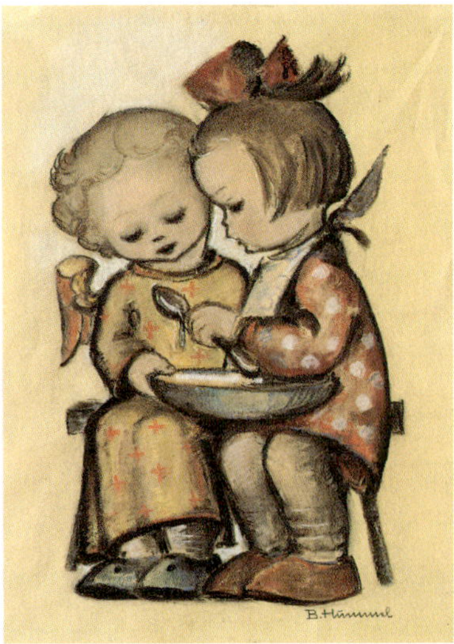

Beim Essen
H 703

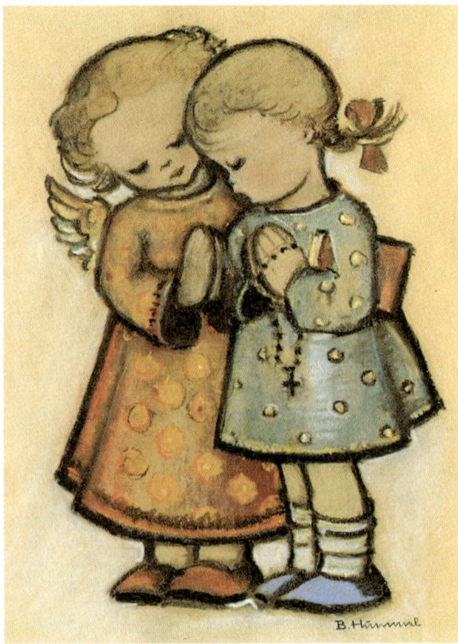

Beim Beten
H 704

Engel, die Gott zugesehn,
Sonn und Mond und Sterne bauen,
sprachen: 's ist auch schön,
mit dem Kind ins Nest zu schauen.

Clemens Brentano

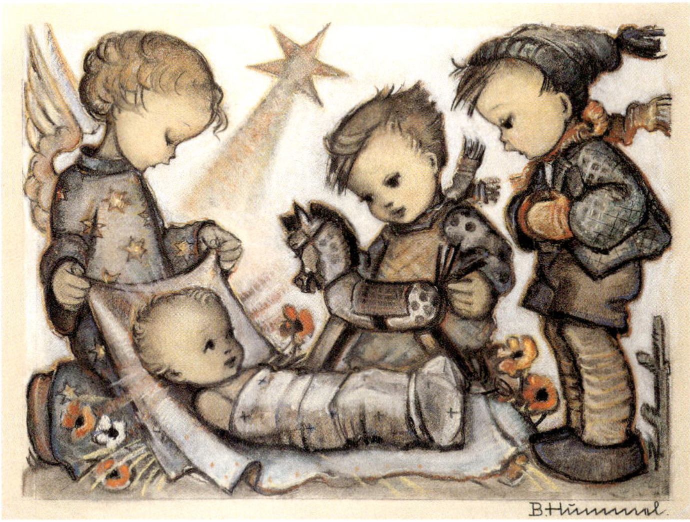

Jesus ist unser Bruder
H 626

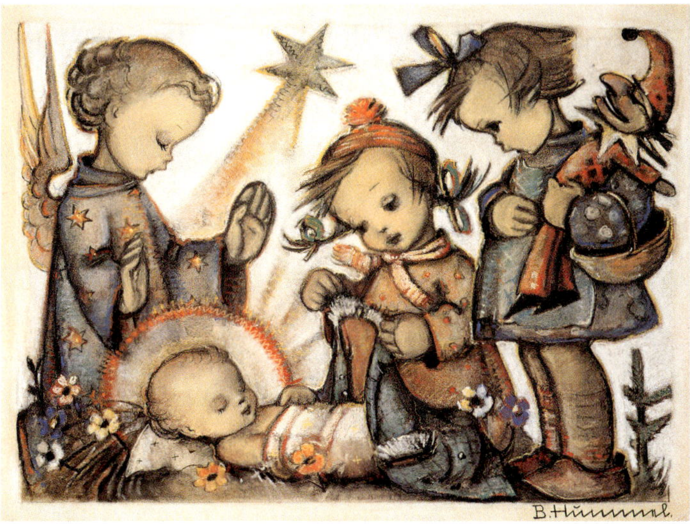

Beim Christkindlein
H 624

Die Engel singen: »Gott ist da!«
Ohn Ende fern und nah klingt es: »Gloria!«

Weihnachtslied (15. Jahrhundert)

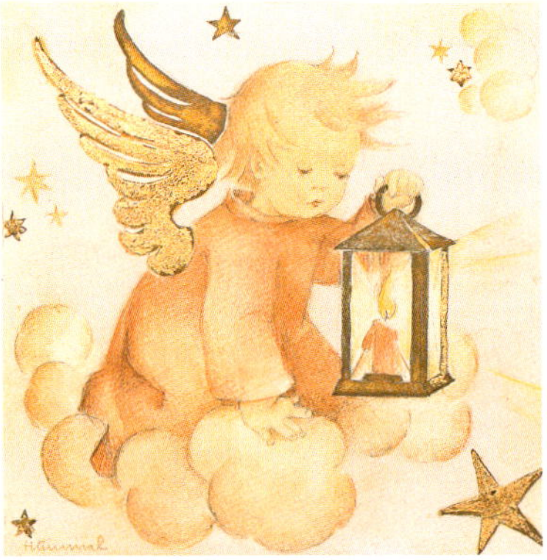

Seid stille, ihr Wind
H 416

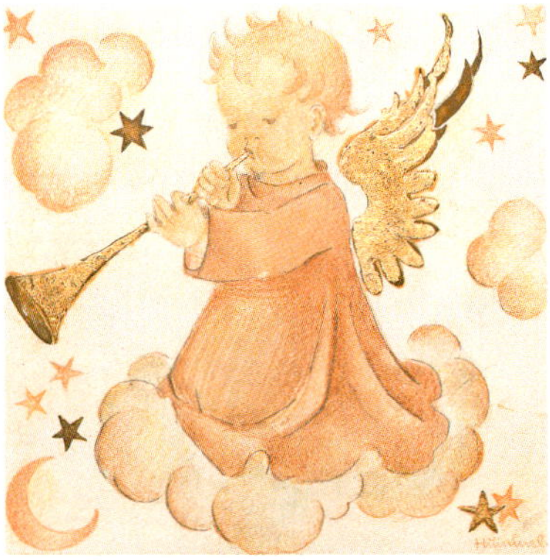

Mit süssem Jubelschall
H 417

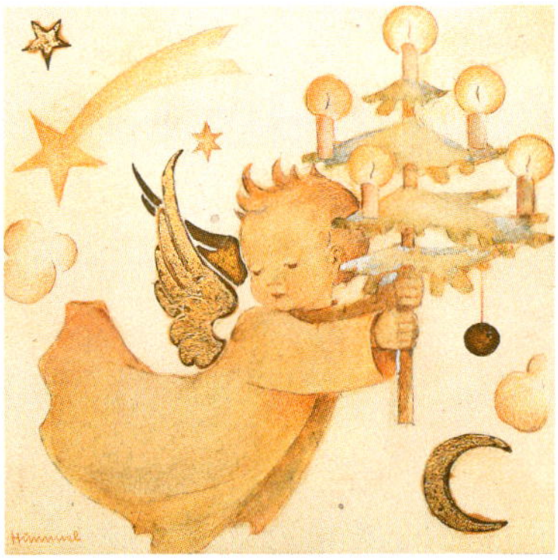

Engel mit Christbaum
H 418

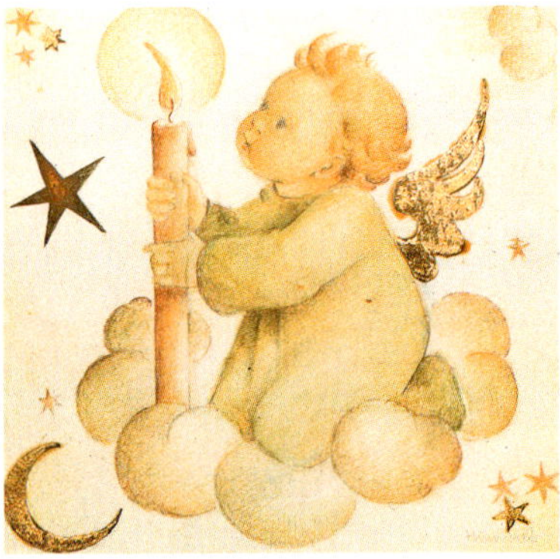

Hell strahlt das Licht
H 414

Horch! Da hört man was singen
und lieblich tut's klingen:
»O du heilige Nacht, hast's Christkind gebracht.«

Weihnachtslied

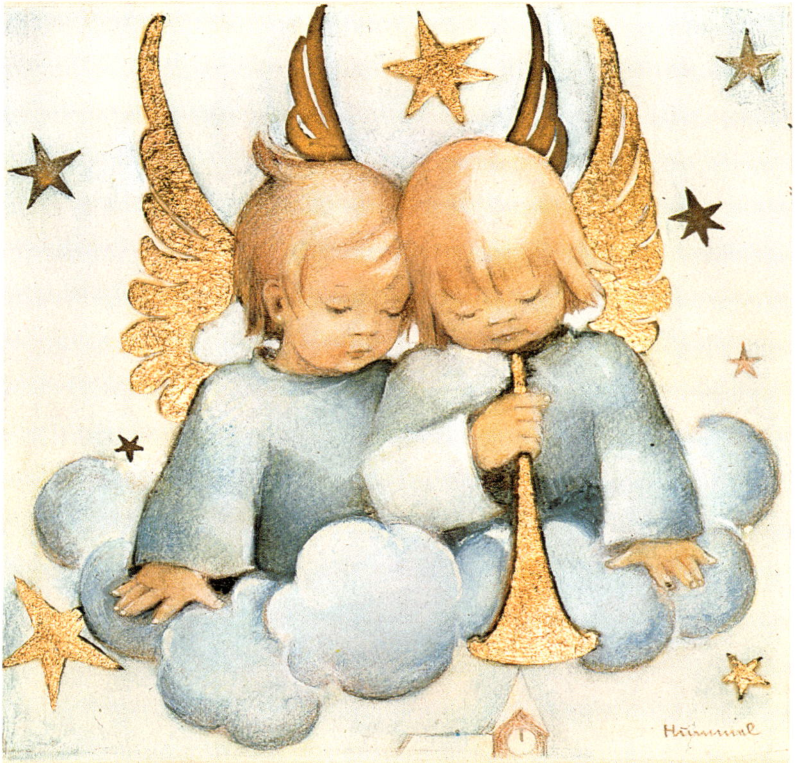

Singt Fried den Menschen
H 415

Liebe ist das einzige
was nicht weniger wird,
wenn wir es verschwenden.

Ricarda Huch

Das ist für Dich!

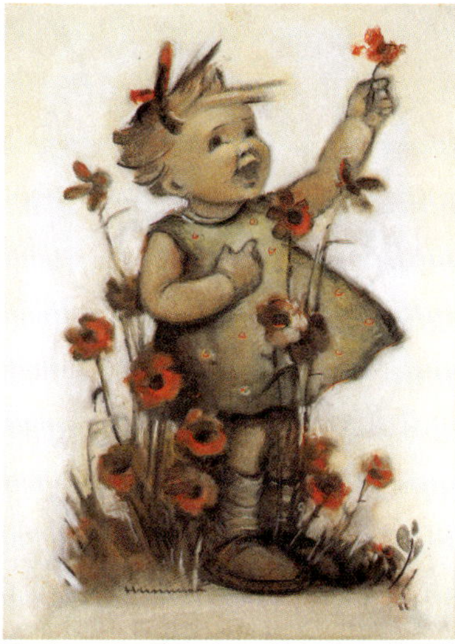

Zum Geburtstag, zum Valentinstag
und für alle Tage

Kinder sind Botschafter. Sie vermitteln Nachrichten von Herz zu Herz, wie Amor, der oft als Kind dargestellt wurde. Die Hummel-Kinder verkörpern überzeugend die Rolle von Liebessymbolen, gerade auch auf Glückwunschkarten zu verschiedensten Anlässen.

Nachdem Berta Hummel bereits bei ihrer Aufnahmeprüfung an der Akademie das Thema Geburtstag gestaltet hatte, schickte sie später auch auf Postkarten Kinder als Gratulanten in die Welt. Als der Verlag Ars Sacra sein Wirken auf Amerika ausdehnte, stellte sich die Frage, wie dem Publikum dort zu begegnen sei. Insbesondere gab es andere Feste in Amerika, etwa den Valentinstag. Da Berta Hummel unschlüssig war, wie sie für Amerika arbeiten sollte, bat sie die Verlegerin Maximiliane Müller um Rat. Diese beruhigte die Künstlerin, sie brauche für Amerika nicht anders zu malen. Die Sprache kindlicher Gesten ist international verständlich.

Wem die drei kleinen Mädchen wohl mit Blumentopf, Lebkuchenherz und Korb eine Freude machen wollen? Kinder überbringen traditionelle Geschenke, aber wenn es die nicht gibt, auch vieles, was absolut unbezahlbar ist. Eine eben gepflückte Blume, ein Lied, das Lieblingsspielzeug oder sich selbst, wie das kleine Mädchen im Korb und der Bub im Handwägelchen. Ob sie nun aus dem deutschen Märchenwald zu kommen scheinen oder aus einer modernen Stadt der Neuen Welt, sie verkünden für Feste und Alltag, daß Liebe nicht weniger wird, wenn man sie teilt, sondern mehr.

Liebe lebt von lauter liebenswürdigen Kleinigkeiten.

Theodor Fontane

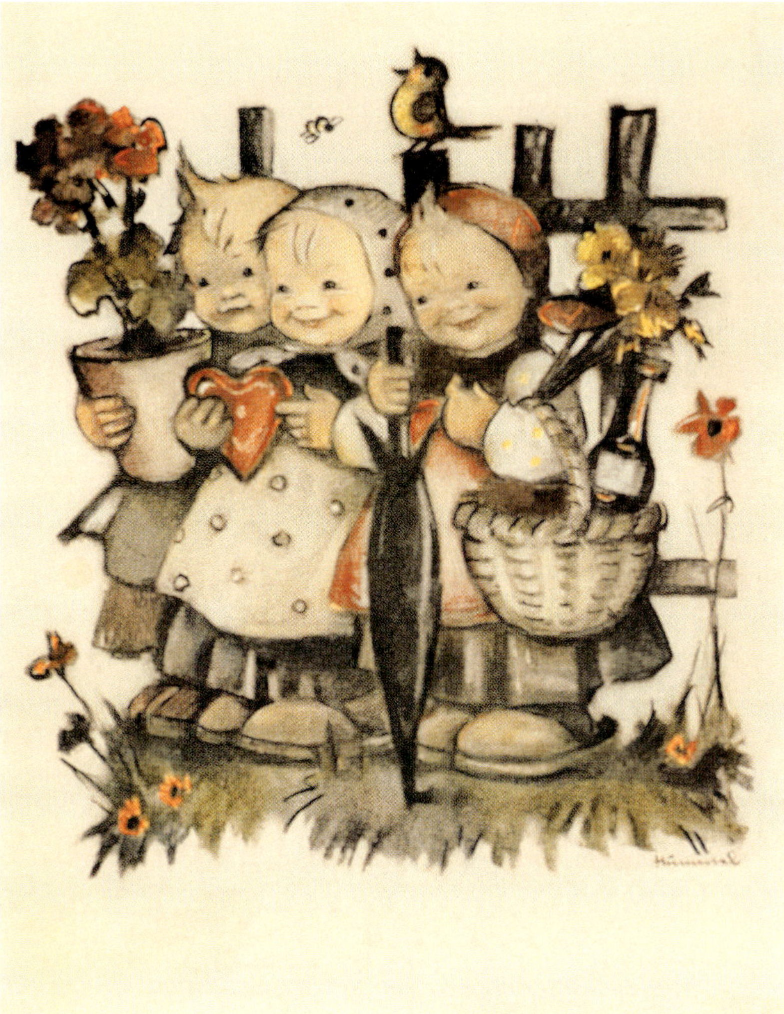

I bring viel Lieb
H 357

Goldne Töne im Herzen mir schliefen,
goldne Töne in stiller Nacht ...

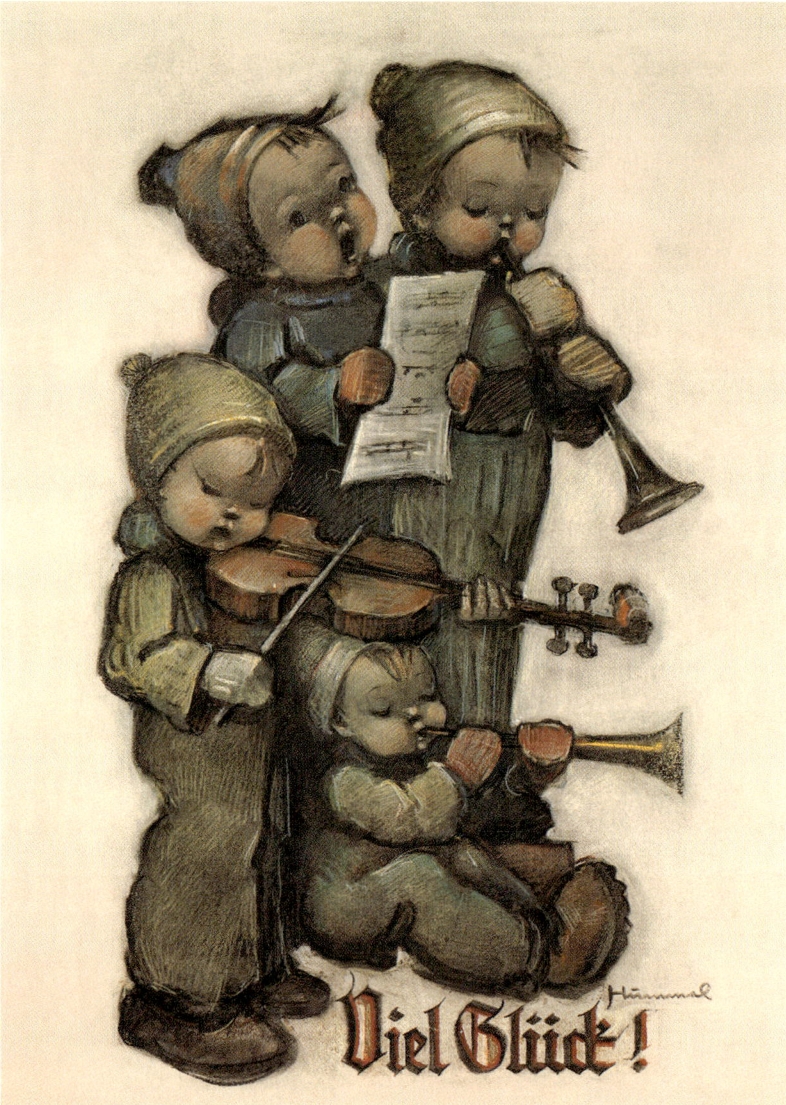

Viel Glück!/II
H 346

...Jetzt an der Liebe freundlichen Strahlen
sind sie zu klingenden Liedern erwacht.

Theodor Storm

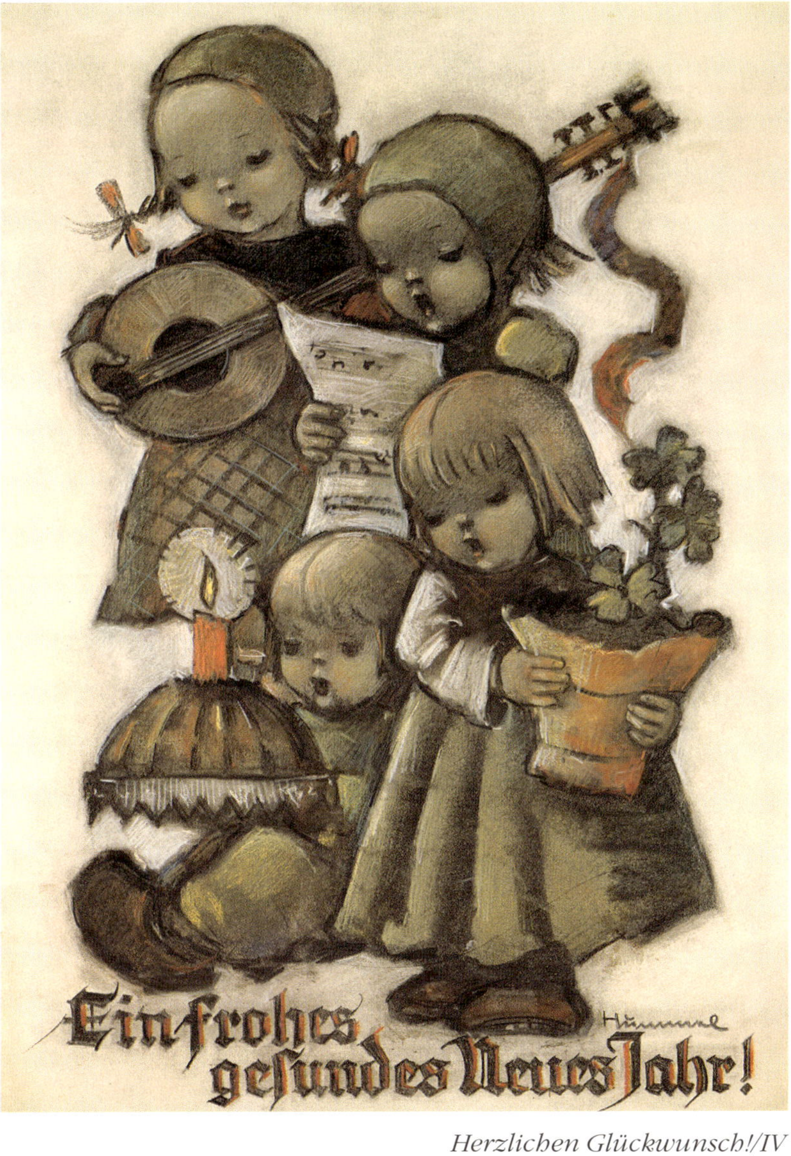

Herzlichen Glückwunsch!/IV
H 347

Und wenn du mich lieb hast, Kindchen,
schenk ich dir die Blumen all …

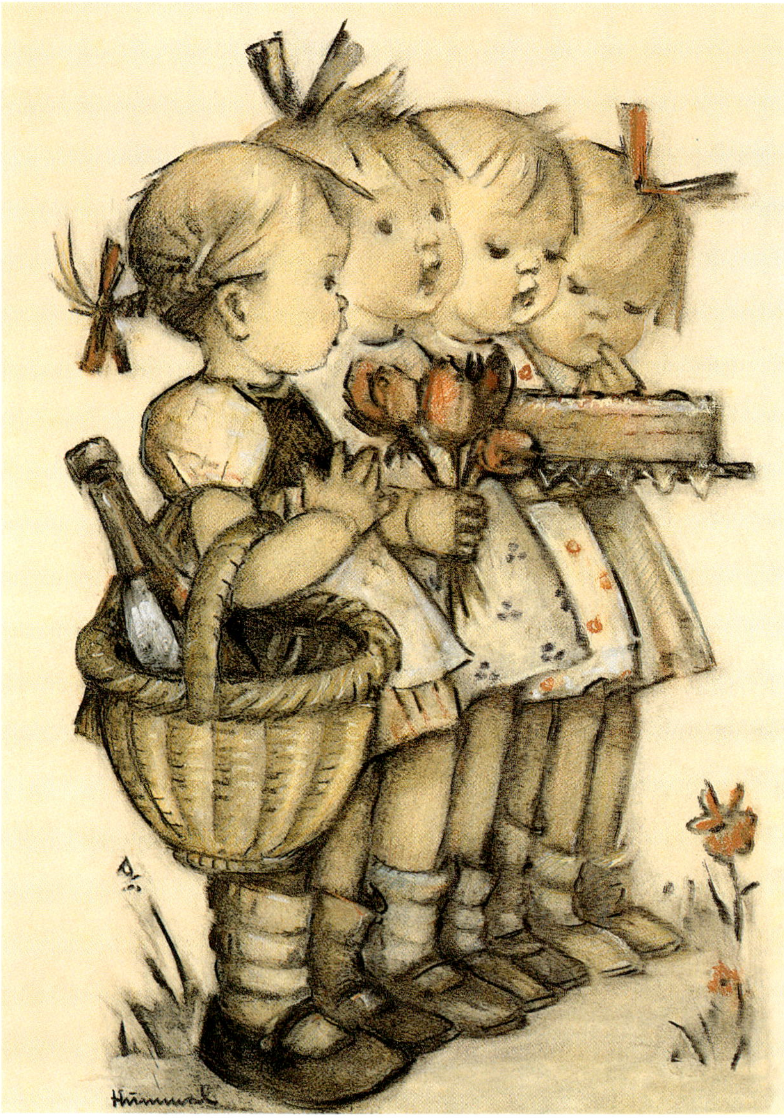

Wir gratulieren
H 283

... Und vor deinem Fenster soll klingen
das Lied der Nachtigall.

Heinrich Heine

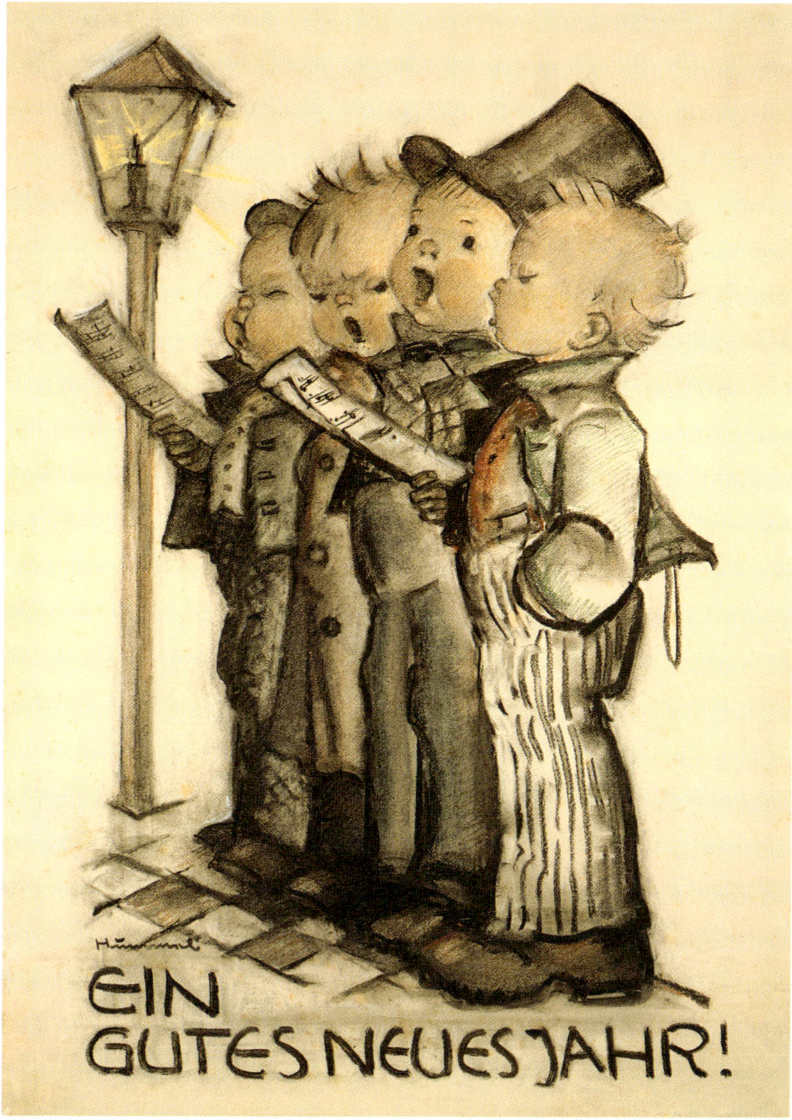

Vier Strassensänger
H 284

Lieben und geliebt zu werden
ist das größte Glück auf Erden.

Achim von Arnim

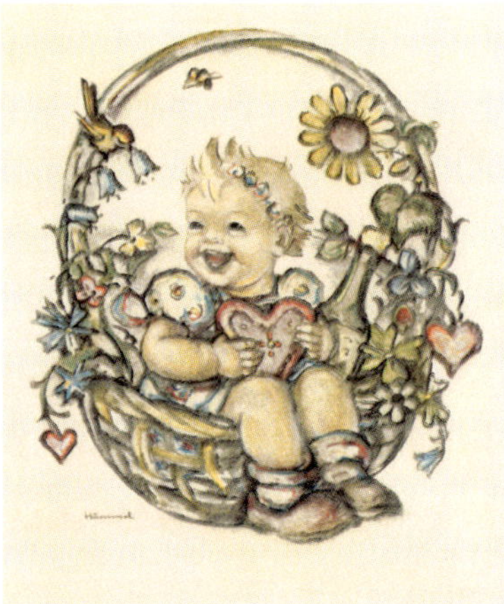

Ein schwerer Geschenkkorb
H 139

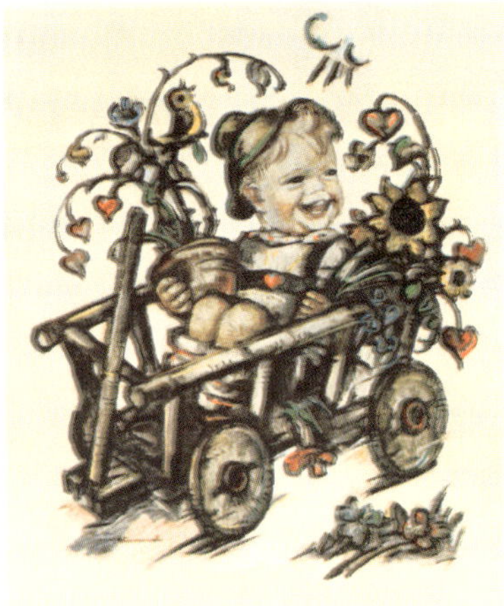

Viel Freud zum Fest!
H 337

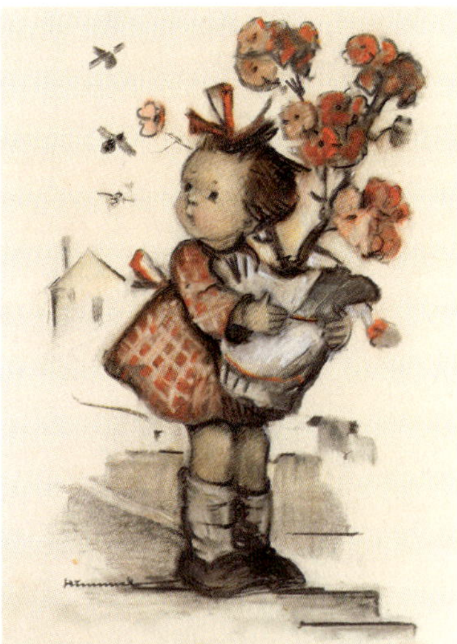

Herzlichen Glückwunsch!/II
H 348

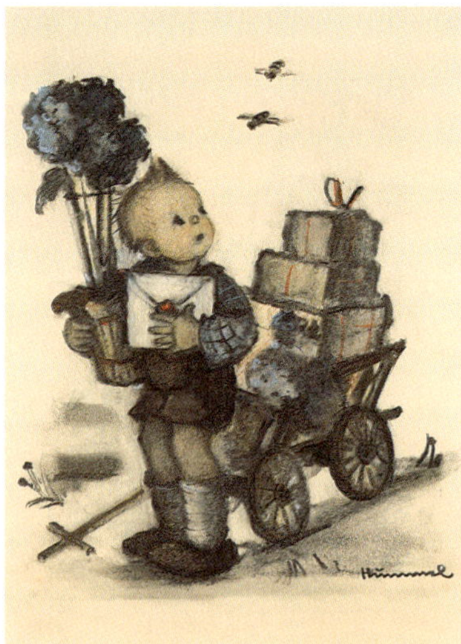

Herzlichen Glückwunsch!/III
H 349

Liebe, die von Herzen liebt,
ist am reichsten, wenn sie gibt.

Emanuel Geibel

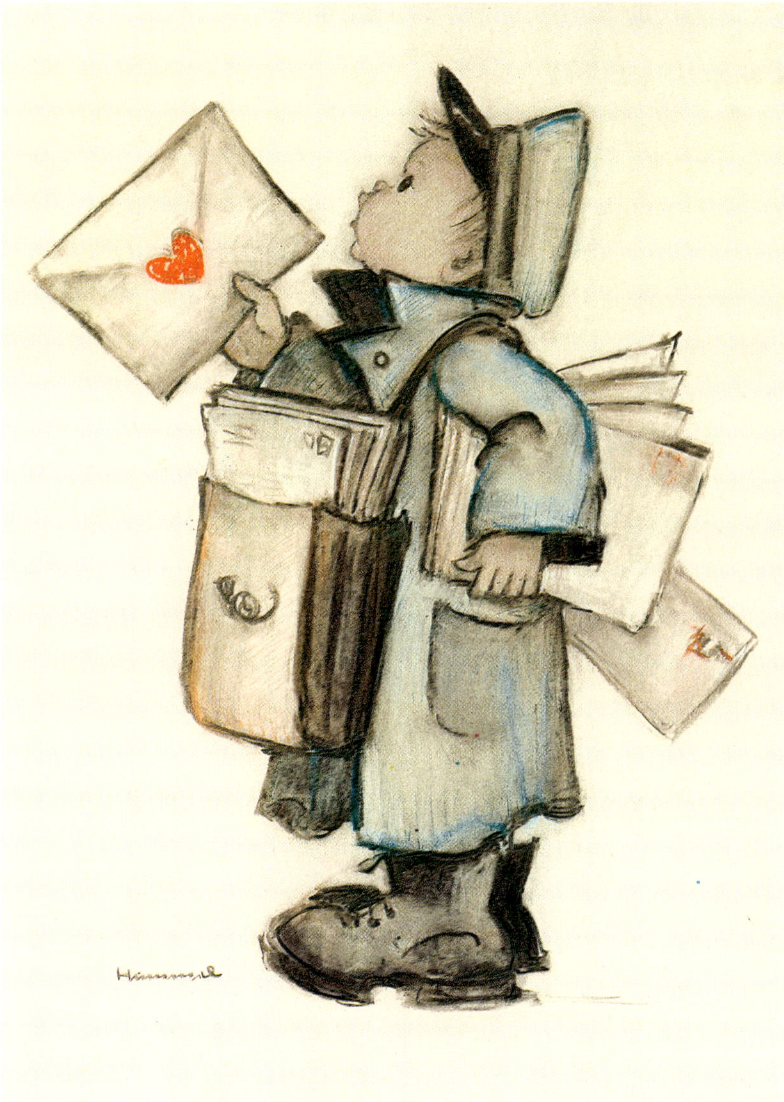

Dringend
H 246

Was ich da sehe, ist nur eine Hülle.
Das Eigentliche ist unsichtbar.

Antoine de Saint-Exupéry: Der kleine Prinz

... ein paar kleine, sehr nette Sachen

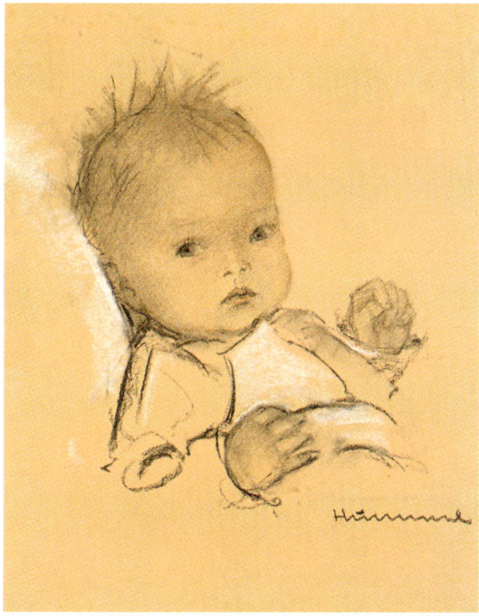

Kinderporträts
und späte Werke

M. I. Hummels Porträts weisen von jeher lichtere Farben als die übrigen Kinderbilder auf. Für diese verwendete sie überwiegend erdhafte Brauntöne und Herbstfarben, ein Eindruck, der sich aus der Verwendung von Kohle ergab. Bei den Arbeiten für Amerika nahm sie auf Wunsch ihrer Auftragsgeber nur zwei oder drei Farben. Im posthum veröffentlichten Zyklus »Letztes Schenken« schließlich stehen die Kinder vor hellem Grund und wirken wie vom Licht durchschienen. Dieser Zyklus entstand 1946 während ihres Aufenthalts im Sanatorium in Wangen/Allgäu, als sie aus »Lust zur Arbeit« noch ein gutes Dutzend Bilder entwarf. Bescheiden sprach Berta Hummel von »ein paar kleinen, sehr netten Sachen«.

Den Maßstab für gelungene Kinderbilder könnte man Saint-Exupérys »Kleinem Prinzen« entnehmen. Er achtete das Kind als die zerbrechlichste Kostbarkeit auf Erden und hielt das Äußere nur für die Hülle, weil er wußte: »Das Eigentliche ist unsichtbar.« Es ist künstlerisch gesehen ein gefährlicher Balanceakt, etwas vom Eigentlichen sichtbar werden zu lassen. Berta Hummel wußte, daß es ihr nicht immer gleichermaßen gelang. Doch ihre Porträts und eine nicht geringe Anzahl anderer Kinderdarstellungen geben dieses Eigentliche wieder: den geheimnisvollen Reiz des Kindes, das unschuldsvoll die ganze Welt zu durchschauen und zu lieben vermag.

Da der kleine Prinz einschlief,
nahm ich ihn in meine Arme ... Mir war,
als trüge ich ein zerbrechliches Kleinod.

Antoine de Saint-Exupéry: Der kleine Prinz

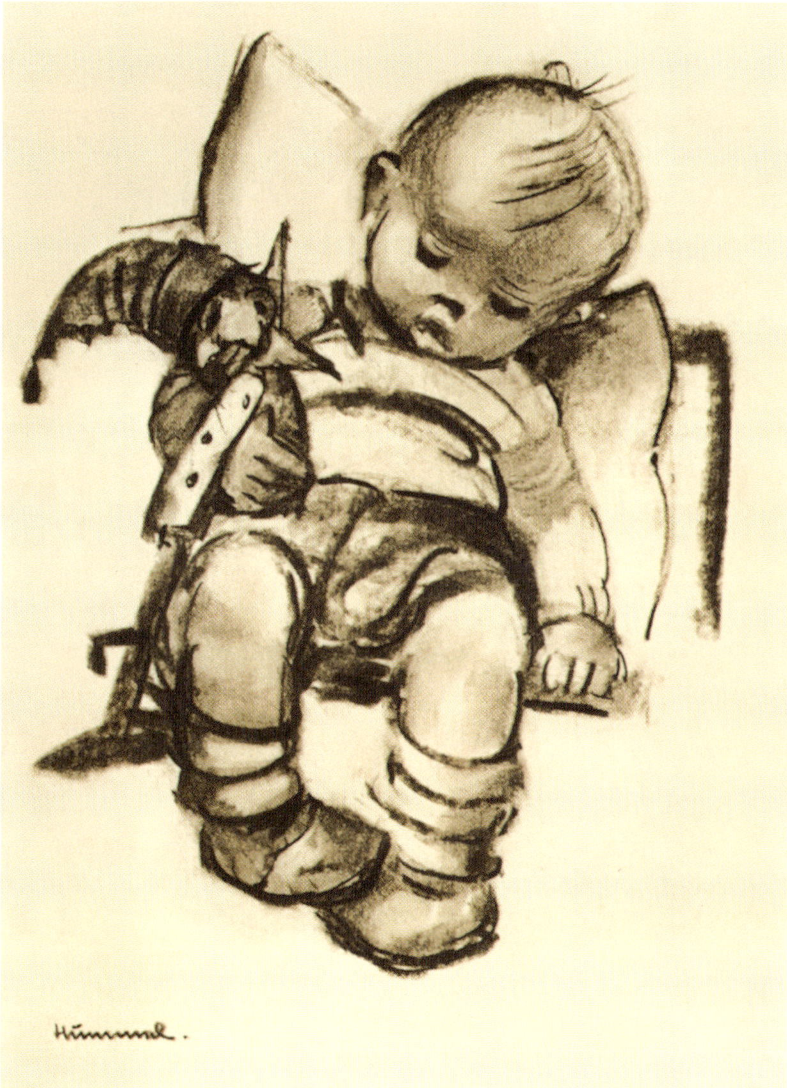

Nur ein Viertelstündchen
H 114

Vergessen und vergessen werden! –
Wer lange lebt auf Erden,
Der hat wohl diese beiden
Zu lernen und zu leiden.

Theodor Storm

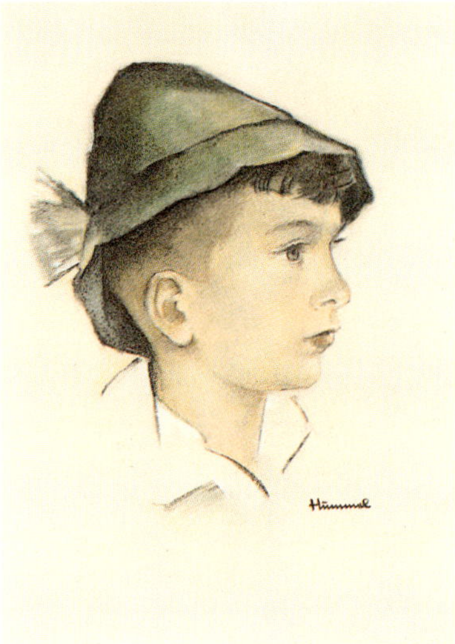

Rolf
H 185

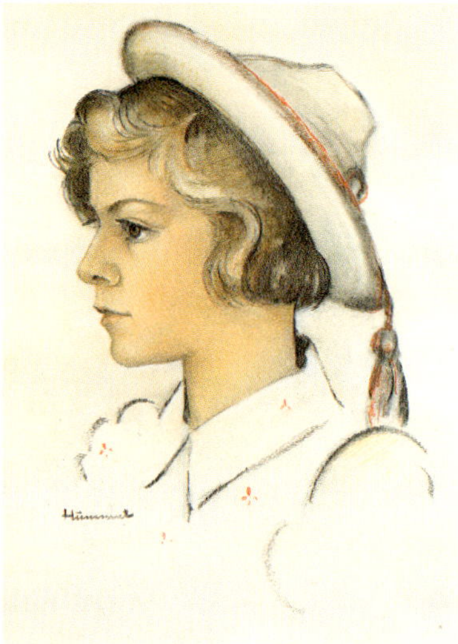

Irmgard
H 186

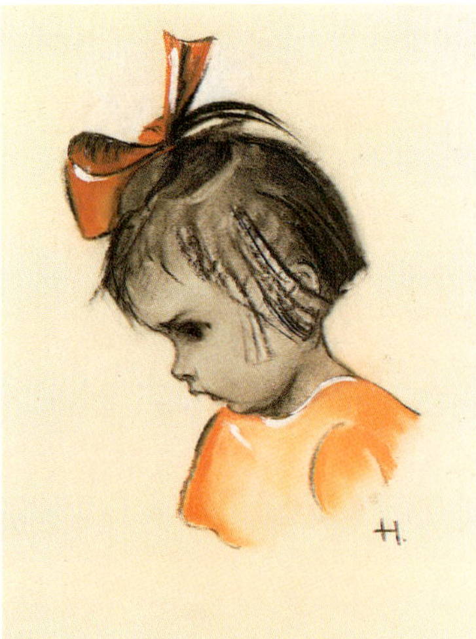

Warum nicht lustig?
H 136

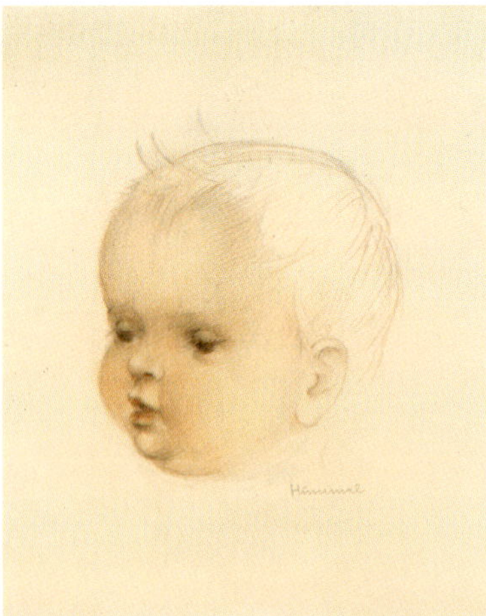

Hänschen
H 135

Alt ist, was man vergessen hat.
Und das Unvergeßliche war gestern.
Vergeßt das Unvergeßliche nicht!

Erich Kästner: Als ich ein kleiner Junge war

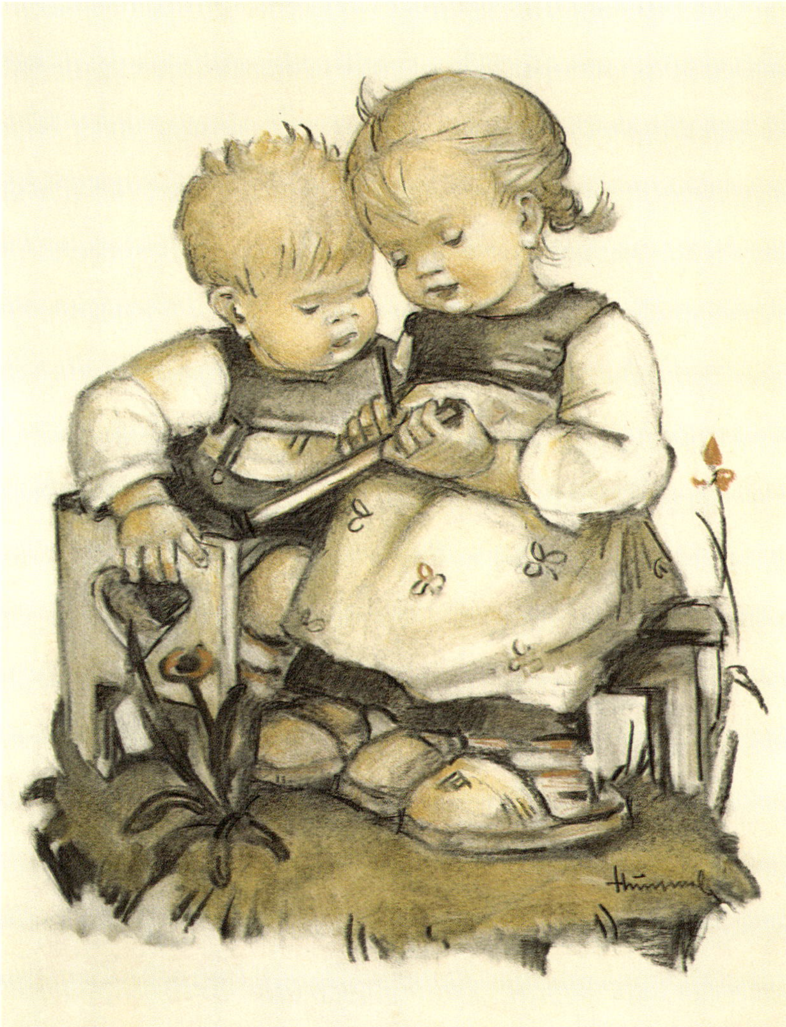

Das kluge Schwesterlein
H 193

*Das Beste schaffet unverdrossen:
Wohlwollen unsrer Zeitgenossen,
Das bleibt zuletzt erprobtes Glück.*

Johann Wolfgang von Goethe

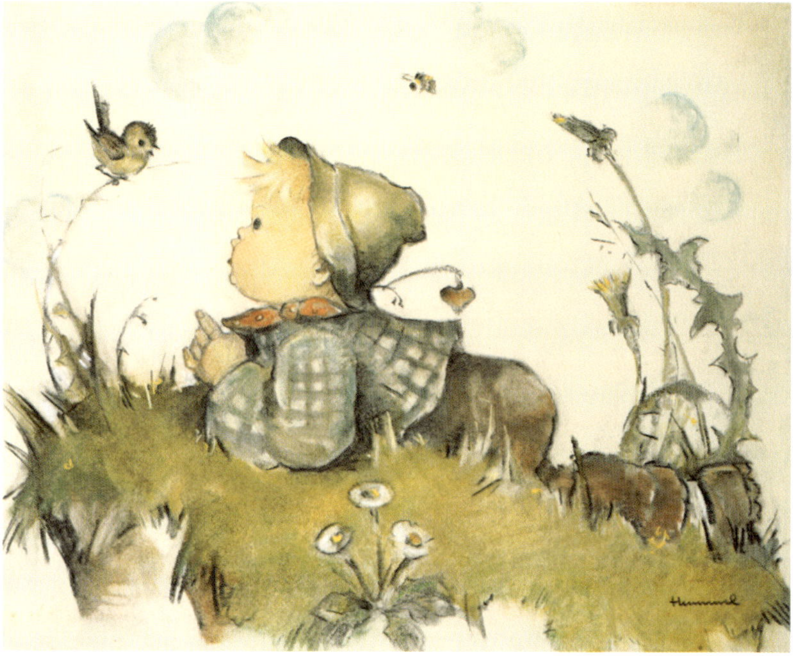

Sing mir ein Lied
H 616

*Der Maßstab ist nicht die Uhr, sondern der Wert.
Und das Wertvollste, ob lustig oder traurig,
ist die Kindheit.*

Erich Kästner: Als ich ein kleiner Junge war

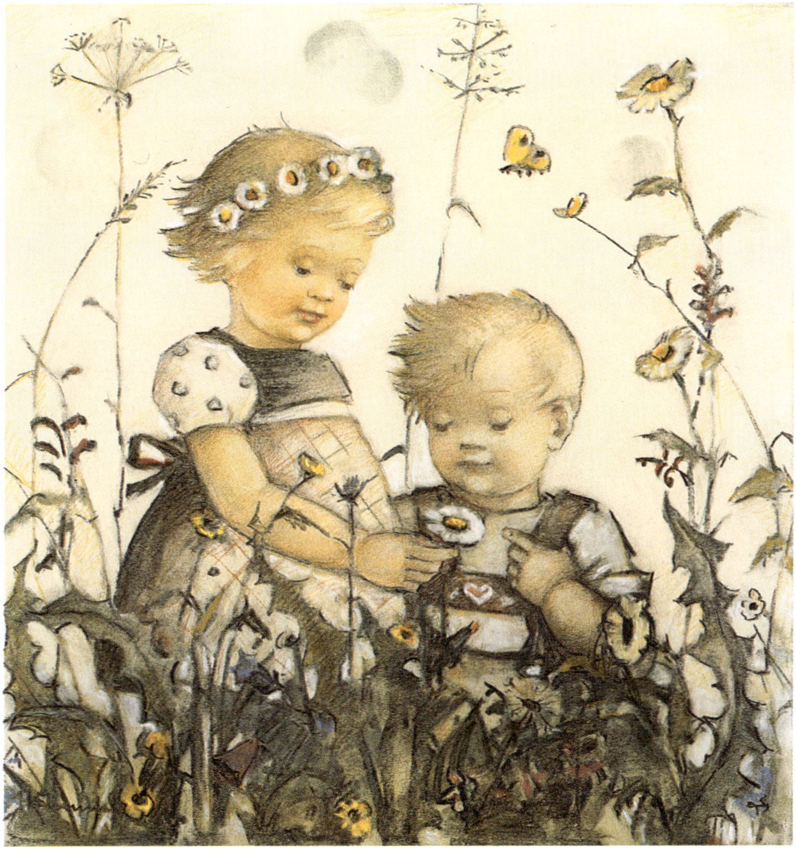

Blumenkinder
H 125

Literatur und Bildnachweis

Die andere Berta Hummel. Unbekannte Werke einer bekannten Künstlerin. Ausstellung im Diözesanmuseum Obermünster Regensburg, 6. 11. 1986 – 1. 2. 1987 München, Zürich Schnell & Steiner, 1986.

50 Jahre „M. I. Hummel"-Figuren, 1935 – 1985, hrsg. vom Museum der Deutschen Porzellanindustrie Hohenberg/Eger (Schriften und Kataloge des Museums der Deutschen Porzellanindustrie Bd 5), Hohenberg/Eger 1985.

The Golden Anniversary Album. M. I. Hummel. Mit Beiträgen von Robert L. Miller und Eric W. Ehrmann. Fotos von Walter Pfeiffer und Schecter Lee. New York, Toronto, London Portfolio Press Corporation, 1984.

Steinbichler, Josef: Berta Hummel – Ordensfrau und Künstlerin aus Massing. In: Heimat an Rott und Inn, XII (1978).

Vierlinger, Rudolf: Berta Hummel, die berühmteste Simbacher Schülerin. In: Heimat am Inn, 1982.

Wiegand, M. Gonsalva, OSF: "Sketch me, Berta Hummel!" St. Meinrad (Ind.) USA 1949, 2. Aufl. 1951.

Fotonachweis:

Seite 4: The Hummel Museum, Inc., New Braunfels, Texas
Seite 6: J. Hummel KG, Massing
Seite 13: Luftbildverlag Hans Bertram, Haar
Seite 14: The Hummel Museum, Inc., New Braunfels, Texas
Seite 16: J. Hummel KG, Massing

Quellenvermerk:

Die Zitate von Erich Kästner aus: »Und wo bleibt das Positive, Herr Kästner?«, in: *Ein Mann gibt Auskunft,* 1930; aus: »Kennst Du das Land, wo die Kanonen blühn?«, in: *Herz auf Taille,* 1928, sowie *Als ich ein kleiner Junge war* erfolgen mit freundlicher Erlaubnis der Atrium Verlag AG, Zürich.

Die abgebildeten Porträts H 185 und H 186 auf Seite 134 sowie H 174 auf Seite 79 sind Eigentum von Robert L. Miller, Eaton/Ohio, USA.
Die meisten der in diesem Buch abgebildeten Originale werden im Hummel Museum in New Braunfels/Texas, USA ausgestellt.

Inhalt

Inhalt

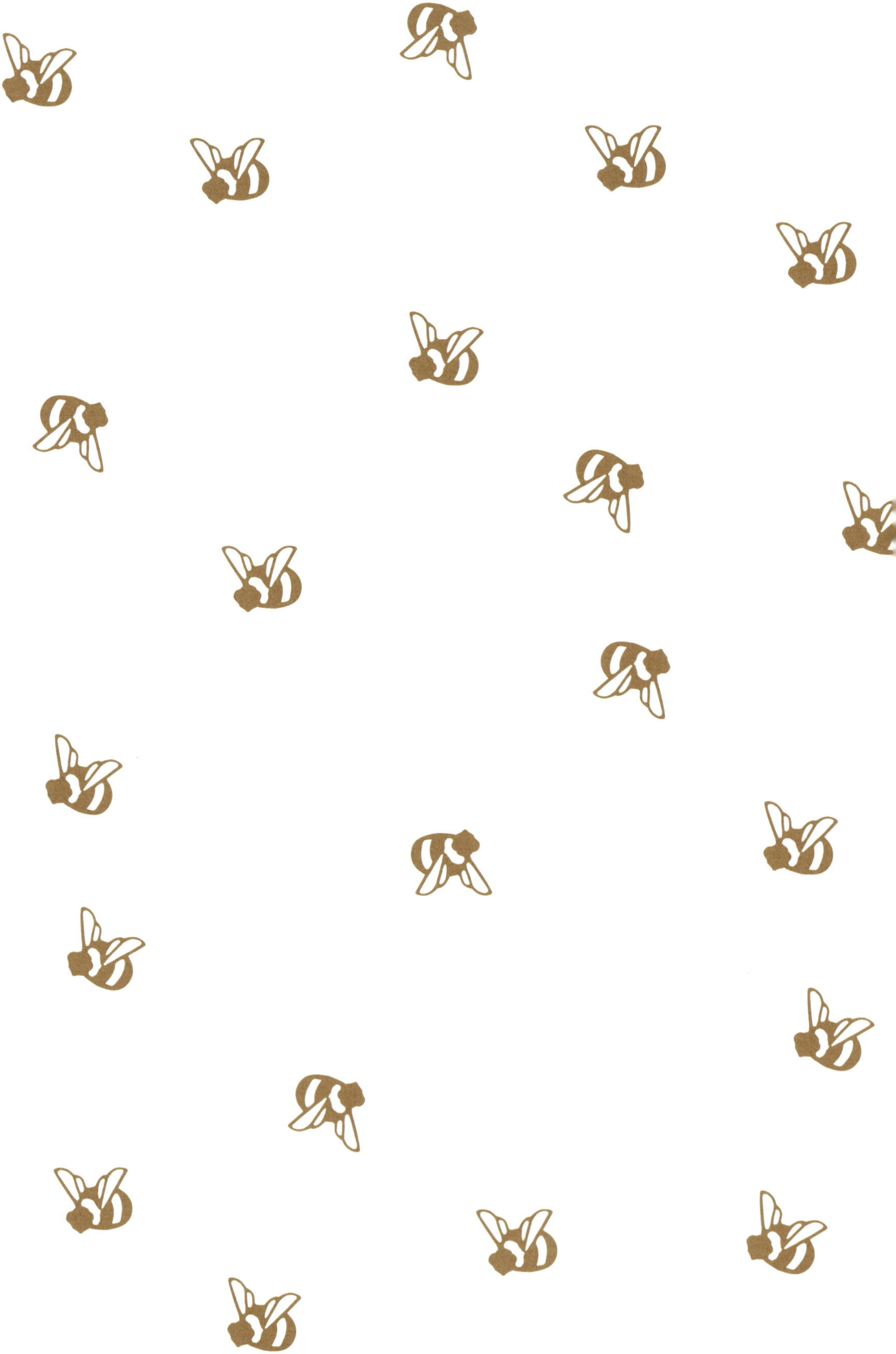